호스피스 · 완화의료

Hospice & Palliative Care

조 현 저

계축문화사

『본 교재는 인제대학교 PRIME사업 사업비를 지원받아 작성되었습니다.』

머 리 말

저자가 국내에서 처음으로 호스피스로 박사 학위를 받은 지 거의 30년이 지나고 있다. 당시만 해도 호스피스는 국내에서는 매우 낯선 용어였으며 죽음을 이야기한다는 것은 모두가 외면하고 싶은 어둠을 들여다 보는 것과 흡사하게 생각되었다.

올해 우리 나라에서는 '호스피스·완화의료 및 임종과정에 있는 환자의 연명의료결정에 관한 법률'이 공포되어 편안하고 품위있는 죽음에 대한 관심이 고조되고 있습니다.

대부분 사람들은 죽음을 마치 모든 것을 잃는 것처럼 생각한다. 특히 죽음을 맞이하는 환자보다 그 주변 사람들이 더욱 그렇다. 물론 사람이 죽으면 절망과 슬픔을 느끼게 된다. 그러나 가슴속에 묻어두었던 문제에 대해 서로 이해하고 죽음에 대하여 육체적인 문제뿐만 아니라 정신적, 심리적 요인들을 함께 이해하게 될 때 우리는 죽음에 대한 두려움과 부담을 덜 수 있다.

준비되지 않은 상태에서 갑작스럽게 죽음에 직면하면 감정적인 장애로 혼자 고립될 수 있다. 특히 죽음이 임박했을 때 감정적인 고통 때문에 계속해서 위로를 받을 기회를 놓쳐버린다. 그렇기 때문에 호스피스·완화의료는 얼마 남지 않은 생의 마지막 시간동안 지나간 날들을 돌아보면서 자기 자신을 용서하고 받아들이는 시간을 가질 수 있도록 돕는 일을 한다.

호스피스·완화의료는 독립된 분야가 아니라 사회·문화적 그리고 제도적 요소와 긴밀히 연결되어 있다. 따라서 호스피스·완화의료에 대한 인식 확대, 합리적인 수가체계의 수립과 시행 등 끊임없는 연구와 새로운 영역의 개척이 요구되는 동적인 분야임을 잊어서는 안 된다.

우리 인생에서 삶과 사랑과 죽음은 경계가 없이 하나로 녹아 있다. 이들을 순리적으로 수용할 때 우리의 존재는 보다 긍정적이고 아름다워질 수 있고 호스피스・완화의료는 이와 같은 순리적 수용을 도와주는 값진 방법을 제공해 줄 것이다.

본서의 출판을 위해 정성을 다해 함께 해준 박사과정 이소정 선생, 석사과정 전효정 선생과 계축문화사 주영일 사장님을 비롯한 편집부 여러분께 깊은 감사를 드립니다.

2016년 12월

조 현

차 례

제1장 죽 음 ……………………………………………………………… 9

1. 죽음이란 / 11
2. 죽음의 의미 / 15
3. 죽음의 특징 / 16
4. 죽음의 단계 / 17
5. 죽음에 대한 올바른 인식 / 18
6. 임종시기의 관리원칙 / 19
7. 임종에서 사망까지의 병의 상태와 증상완화 / 23
8. 임종시 의사소통 / 29
9. 호스피스 · 완화의료에서의 죽음 / 33
10. 응급실에서의 죽음 / 38
11. 가정에서의 죽음 / 39
12. 어린이의 죽음 / 40
13. 고령자의 죽음 / 42
14. 사망확인과 사망직후 의료진의 대응 / 44
15. 사후 처치 / 47

제2장 호스피스 · 완화의료 ……………………………………………… 53

1. 호스피스 · 완화의료의 배경 / 55
2. 호스피스 · 완화의료의 철학 / 59
3. 호스피스 · 완화의료의 역사 / 60
4. 호스피스 · 완화의료의 유형 / 63
5. 호스피스 · 완화의료 대상질환(WHO) / 66
6. 국내 · 외 호스피스 · 완화의료 / 67

제3장 호스피스 · 완화의료 돌봄 73
1. 신체간호 / 75
2. 영적 돌봄 / 90
3. 장 례 / 96
4. 사별가족 돌봄 / 102

제4장 통증관리 105
1. 통증의 정의 / 107
2. 통증의 원인 / 108
3. 통증평가 원칙 / 108
4. 통증 분류 / 108
5. 통증 측정 / 111
6. 통증 완화 / 113
7. 진정제 투여 / 116

제5장 생명윤리 121
1. 생의윤리(生医倫理) / 123
2. 연명의료중단 / 128
3. 존엄사 / 145
4. 안락사 / 148
5. 웰 다잉(Well-Dying) / 154
6. 심폐소생술금지(DNR, Do Not Resuscitate) / 172

제6장 뇌사자 장기기증 175
1. 뇌사의 정의 / 177
2. 뇌사판정 기준 / 177
3. 뇌사자 장기기증 / 178
4. 뇌사자와 식물인간 / 179
5. 기증가능한 장기 / 179

제7장 스트레스 183

1. 스트레스의 정의 / 185
2. 알로스테시스(Allostasis) / 186
3. 스트레스의 원인 / 187
4. 스트레스의 증상 / 188
5. 의료진의 스트레스 / 189
6. 스트레스의 성공적 대처 / 190
7. 스트레스 측정 / 191

제8장 의사소통 195

1. 의사소통의 정의 / 197
2. 의사소통의 과정 / 197
3. 의사소통의 종류 / 198
4. 의사소통의 단계 / 199
5. 효과적인 의사소통 기법 / 199
6. 의사소통 어려움 / 201
7. 죽음의 단계별 의사소통 / 201
8. 호스피스·완화의료팀에서의 의사소통 / 202

제9장 호스피스·완화의료 발전방안 205

1. 호스피스·완화의료의 문제점 / 207
2. 호스피스·완화의료의 발전방향 / 209

참고문헌 213

부　록 219

찾아보기 249

제 1 장

죽 음

Hospice & Palliative Care

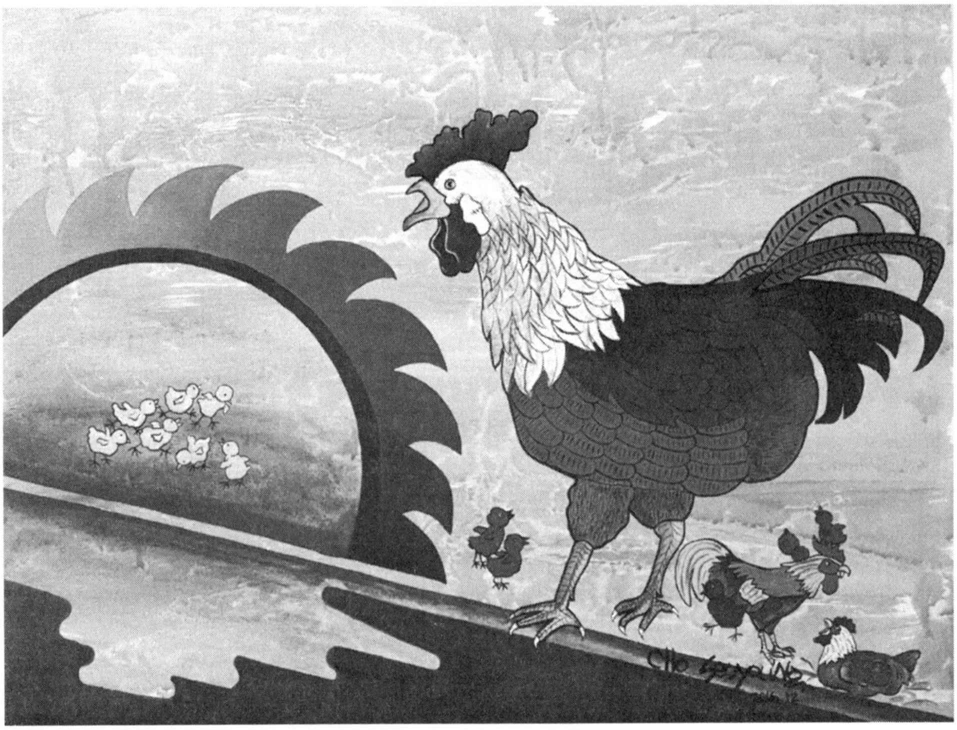

제 1 장

죽 음

1. 죽음이란

'삶이란 무엇인가'에 대한 정의가 힘들듯이 '죽음이란 무엇인가'라는 질문에 대해서도 확실한 대답은 어렵다. 대개의 죽음이란 신체적으로 '한 생명체가 자신의 모든 기능이 완전히 정지되어 원형대로 회복될 수 없는 상태'를 말하며 철학적으로는 '삶의 마지막으로 도달하는 삶'으로 해석한다.

죽음의 유형에는 신체적 죽음(임상적 죽음, 생물학적 죽음, 뇌사)과 심리적 죽음, 사회적 죽음이 있다. 그러나 죽음의 정의를 내림에 있어 기본이 되는 것은 의학적인 죽음의 정의이다. 죽음에 대한 세계보건기구(WHO)의 정의를 보면 '소생할 수 없는 삶의 영원한 종말'이라고 하였고 한국어 대사전에는 '생물의 생명이 없어지는 현상, 세포내의 연속적인 생리적 변화가 불가역적으로 되어 정지되는 상태'로 정의되어 있다.

1) 의학적 측면

인체의 여러 가지 장기 가운데 생명 유지에 반드시 필요한 '3대 생명유지 장기'는 심장, 뇌, 폐 세 가지로 구분된다. 이 가운데 심장과 폐 기능의 정지 즉 '심폐사'를 일반적인 '죽음'의 의미로 본다. 대개 법의학과 민법에서도 심폐사를 생명체의 사망 시점으로 본다. 그러나 의술의 발전은 지금까지 관습적으로 인정되어왔던 죽음의 3징후 즉 심장 박동의 정지, 뇌 활동의 정지, 호흡 정지라는 기준을 점점 모호하게 만들고 있다.

인공호흡기와 심폐기기의 개발로 인공적 생명유지장치가 발달하게 되면서 뇌의 활동은 정지되었지만 심장과 폐의 기능은 계속되는 상태가 생겨나게 되었는데 이른바 '뇌사'다. 뇌사를 개인의 죽음으로 보기 위해서는 '병인에 대한 최선의 의료행위를 다 했음에도 불구하고 생리학적인 죽음이 확실한 경우'가 되어야 하며 따라서 '뇌간을 포함하여 일체의 뇌기능이 중지되고 심신통제가 돌이킬 수 없을 정도로 중지된 상태'를 전제로 해야 한다. 아울러 뇌사상태와 '식물인간'은 다른 상태로 식물인간은 뇌사와는 달리 뇌의 일부가 살아있어 적절한 영양만 공급되면 스스로 생명을 유지하고 희박하나마 회복의 가능성도 있다.

뇌사를 지나 심장사에 이르러 완전한 죽음으로 인정하느냐, 혹은 뇌사부터 인정할 것이냐의 여부를 두고 아직도 의견이 분분한 실정이다.

2) 종교적 해석

(1) 유교

유가는 죽음 자체의 의미나 죽어서 시작하는 또 다른 세계에 대해서는 관심이 없고 삶과 죽음을 대자연의 법칙에 의한 과정으로 봄으로써 형이상학적 문제로 돌렸다. 그러므로 그들은 삶과 죽음 때문에 앞뒤로 연장될 수 있는 상념을 처음부터 단념하고 거의 일회적인 인생 자체에 몰두하게 되었다. 즉, 죽음보다는 삶을 그리고 저승보다는 이승을 더 바람직하고 현실적인 것으로 판단한다.

사람이 태어나서 살다가 죽는다는 것은 우주에 가득 차 있는 이기(理氣)때문이란 것이다. 기(氣)가 응축하면 사람이 태어나고 기가 흩어지면 사람은 죽는다는 것이 유교의 생사관이다. 즉, 기가 응축하는 과정에는 사람은 정(精), 기(氣), 신(神) 그리고 혼백(魂魄)으로 되어 있으나 기운이 다하면 혼(魂)은 양으로서 하늘(天)로 돌아가고 백(魄)은 음으로서 땅(地)으로 돌아가는데 이것이 죽음이라는 것이다.

(2) 불교

불교에서는 죽음을 인간으로서는 피할 수 없는 현실로 보았다. 이 현실의 냉혹한 자각을 통해 죽음이라는 실상을 초연하는 보다 높은 차원의 진실을 체득함으로써 현실적 죽음의 문제가 극복된다는 것이 붓다의 입장이다. 불교에서 문제가 되는 것은 사후(死後)의 존재가 아니라 죽음에 대한 새로운 차원의 인식이었다. 즉, 삶에도 번민하지 않고 죽음에도 번민하지 않는 생명에 대한 추구였다. 말하자면 삶과 죽음을 초월하여 업과 윤회를 벗어난 경지로서 번뇌를 꺼버린다는 원의를 지닌 열반이다.

불교에서의 죽음은 '육신의 옷을 벗고 인간계의 인연을 뒤로하고 다른 세계로 나아간다.' 즉, '이 문에서 저 문으로 나간다.'는 개념이다. 불교는 모든 생명체는 업(業)에 따라 육도(지옥, 아귀, 축생, 아수라, 인간, 천상)를 윤회한다고 본다. 이처럼 사람의 삶과 죽음은 끝없이 반복하는 윤회를 한다. 이러한 윤회의 무한한 원을 끊어서 죽음을 기점으로 하여 보면 그 죽음은 바로 한 생명 과정의 처음이 된다.

생이란 생명체의 기본단위이다. 생은 삶이자 동시에 고통이다. 삶에서 노(老)는 생의 순간으로부터 이루어지는 과정이고 사(死)는 생의 끝이라 할 수 있다. 생로병사의 4가지 고통은 모든 중생의 고통을 대변하는 것이라 할 수 있다.

(3) 힌두교

힌두교는 이 세상에서 가장 큰 불가사의를 죽음이라고 인간 의식을 가성의 상태, 몽환의 상태, 숙면의 상태의 세 단계로 나누었다.

즉, 한 개인의 의식의 성장은 숙면, 즉 깊이 잠든 상태로부터 깨어있는 상태, 각성(覺醒)의 상태로 발전해 간다고 생각하였다. 이러한 의식의 발전과정에서 죽음이란 것은 낡은 옷을 벗고 새 옷을 갈아입듯이 새로운 생명을 얻어 껍질을 벗는 새롭고도 영원한 재생으로서 파악되었다.

죽음을 바로 생명과정의 하나로 보는 것은 힌두교와 불교에서 공통되는 사상이다.

힌두교에서는 인간이 죽을 때 자신을 떠나는 것은 혼(魂)이라고 생각하는데 이것은 죽음에 의해 파괴되지 않고 몽환의 상태를 거쳐 육화하기까지 무자각적으로 존재한다고 생각한다.

힌두교의 죽음관을 요약해 보면

첫째, 죽음은 육신을 구성하고 있는 조직의 파괴로부터 나타나는 현상이다.

둘째, 죽음은 탄생에서 탄생으로 이어지는 인간 생명의 필연적인 단계이다.

셋째, 죽음은 존재론적 자신의 석방 내지는 자유화를 통해 탄생을 초월해야만 회피되고 또 극복될 수 있다.

(4) 기독교

① 구약성서와 죽음

하느님이 인간을 창조하셨기 때문에 인간 역시 죽지도 않고 사멸하지도 않는 영원한 존재이다. 그러나 최초의 인간으로서 창조된 아담과 이브가 하느님을 거역하여 그 대가로 인간은 죽음을 받아들이지 않을 수 없게 된다. 결과적으로 죽음은 하나님의 뜻으로서 수용하나 그러한 죽음을 통해서 오히려 참 생명이란 무엇이고 영원한 생명이란 무엇인가를 알고자 한다. 죽음이 없다면 참 생명도, 영원한 생명도 없게 된다. 그러므로 역설적으로 생명보다는 죽음이 우선이고 그 죽음 때문에 비로소 영원한 생명이 되살아나는 결과가 된다.

구약성서는 인간을 어떤 한 부분으로서 다시 말하면, 몸이라든지 영혼이라든지 혹은 심지어 심장이라든지 그 어느 한 부분으로서 보지 아니하고 하나님의 의지에 따라 살아야 할 하나의 전체 존재로서 보았다.

구약성서는 인간의 죽음을 육의 죽음만이 아니라 인간존재로서의 전체 죽음이라는 것이다. 인간의 죽음이란 인간의 죄와 직접적인 인과관계에서 비롯됨으로써 인간에게는 피할 수 없는 한계임을 지적하고 있다.

② 신약성서와 죽음

신약성서에서 죽음은 죽음 그 자체가 아니다. 오히려 죽음에서의 부활이다. 왜냐하면 인간이 아담의 원죄로 인해 영원한 생명의 세계에서 쫓겨나 사망의 골짜기에 빠졌으나 예수 그리스도의 십자가를 통해 죽음에 빠진 인간이 마침내 구원을 받았기 때문이다. 이처럼 인간은 죽음의 세계로 떨어졌으나 예수 그리스도의 죽음과 부활을 통해서 구원되고 영원한 새 생명을 얻게 된다. 사람이 영원한 새 생명을 얻는 길은 예수 그리스도뿐이라는 것이다. 참 생명은 그리스도의 수난과 십자가에 달리심 그리고 그의 죽음으로 인한 부활에서 비롯된다.

하느님을 저버리고 살아가는 사람의 삶은 살아도 곧 죽음이고 세상 사람들은 그가 살았다고 하지만 그러한 사람은 그 자신에게 참 생명이 없기 때문에 죽은 사람일 수밖에 없다.

세례 요한은 사랑은 생명을 생동케 하나 죄는 생명을 파괴한다고 하여 '우리 형제를 사랑함으로 사망에서 옮겨 생명으로 들어간 줄을 알거니와 사랑치 아니하는 자는 사망에 거하느니라.' 하였다.

구약성서나 신약성서 모두가 인간의 죽음을 삶의 마지막 순간에서 오는 생물학적 사건으로 보지 아니하고 사람이 죽고 사는 일을 하느님의 뜻으로 이해하고 있다. 따라서 인간의 육체적 죽음이란 인간 삶의 끝이 아니라 새로운 부활의 삶으로 이어짐을 선포하고 있다.

2. 죽음의 의미

죽음은 갈등을 일으키는 양면적인 의미를 가지고 있다.

첫째, 삶의 의미를 파괴시키는 죽음과 의미있는 죽음이다.

즉, 죽음이란 미래의 모든 가능성과 삶의 의미를 파괴시키며 삶의 종말을 가져온다는 생각과 삶의 종말이란 시간의 유한성을 나타내므로 이로 인해 죽음이 삶에 의미를 부여한다는 생각이다.

둘째, 아름답고 평온한 죽음과 추하고 무서운 죽음이다.

셋째, 소멸로서의 죽음과 전환으로서의 죽음이다.

소멸로서의 죽음은 임상적인 죽음으로 인하여 돌이킬 수 없는 완전한 의식의 중단이고 전환으로서의 죽음은 육체적인 형태를 갖는 존재에서 다른 세계의 어떤 존재로 통과하는 하나의 변화이다.

넷째, 벌로써의 죽음과 보상으로써의 죽음이다.

벌로써의 죽음은 구약성서의 아담과 이브의 원죄 때문에 인간은 모두 죽을 수밖에 없는 존재가 되었고 보상으로써의 죽음은 삶의 의미를 주는 것, 최선을 다하는 사람들이 맞아들이는 하나의 도전, 고통으로부터의 해방이라는 것이다.

다섯째, 죽음을 하나의 상실로서 경험의 상실, 가족과 친지 등 주위의 모든 이들의 상실, 자신의 통제력과 계획을 완성할 수 있는 능력의 상실, 모든 물질의 상실, 육체의 상실, 꿈의 상실로 보았다(칼리쉬).

3. 죽음의 특징

죽음은 긍정적인 것도 부정적인 것도 아닌 그저 육체의 소멸이라는 자연적인 현상이다. 일반적으로 사람들은 죽음을 부정적으로 인식하는 경우가 많은데 그 이유는 '산자로부터 죽은 자의 멸실'이라는 박탈감이 깔려 있기 때문이다. 이를 박탈이론이라고 한다. 산자는 죽은 자를 다시 볼 수 없고 그와의 많은 기억들을 지워야 하며 그것을 대신할 그 무엇도 없다는 것이다. 사실 망자의 입장에서는 죽음 자체는 없는 것이며 죽음의 성격은 산자의 입장에서 결정지워진다.

죽음은 크게 5가지 특징이 있다.

1) 대상의 평등(어떤 생명체든 죽음을 피할 수 없다)
2) 시간의 평등(죽음은 언제든지 일어날 수 있다)
3) 장소의 평등(죽음은 어디서든 일어날 수 있다)
4) 예측 불가능성(누가 언제 어디서 어떻게 죽음을 맞이할지 예측할 수 없다)
5) 무경험의 평등(죽음은 누구도 경험할 수 없다)

4. 죽음의 단계

죽음의 단계에 대해서는 많은 이론들이 제시되고 있다.

1) 린드만(Lindeman) : 죽음에 대한 절대적 부정의 단계, 삶에 대한 강렬한 집착의 단계, 인생에 대한 자포자기의 단계

2) 볼비(Bowlby) : 반항, 혼란 그리고 새로운 사람과의 관계를 형성

3) 파케(Parkes) : 슬픔에 빠지고 자신의 것에 대한 애착을 가지다가 결국에는 모든 것을 놓아버리고 혼란으로 빠지게 됨

4) 퀴블러 로스(Kübler Ross) :

(1) 1단계 : 죽음에 대한 부정(denial)과 고립의 단계

(2) 2단계 : 분노(anger)의 단계

(3) 3단계 : 타협(bargaining)의 단계

죽음을 부정하더라도 피할 수 없는 상황에 처해 있음을 인지하고 제3의 길을 선택한다. 어쩔 수 없는 현실을 신체적으로나 정신적으로 그대로 수용하며 그 결과 간호사나 종교인과는 물론이고 의사와도 타협하여 통증이나 고통을 덜고자 하고 생명의 연장까지도 바란다. 더 나아가서는 절대자와 타협하여 고통없는 영원한 삶을 누리려 한다.

(4) 제4단계 : 우울(depression)의 단계

더 이상 환자의 분노나 타협의 여유가 없다. 어떻게도 감당할 수 없는 거대한 상실감이 밀어닥치고 그러한 상실감의 대가는 대체로 우울함으로 나타난다. 처음에는 자신과의 외적 관계에서 우울증이 나타나고 나중에는 자신과의 내적 관계에서 우울증이 나타난다. 전자를 '소극적 우울증'이라 하고 후자를 '적극적 우울증'이라 한다. 전자는 환자 자신의 신체적 변화나 사후의 인적, 물적 변화에서 오는 우울증이라 할 수 있고 후자는 죽음에 대한 환자 자신의 무력함에서 오는 실망으로서 우울증이라 할 수 있다. 자신의 죽음으로 인한 이 세상의 모든 인연과 영원히 이별을 해야 한다는 자기 존재 전체에 대한 근원적인 우울증이다. 따라서 미련을 갖게 할 것이

아니라 그들의 슬픔과 아픔을 그대로 인정해주고 위로해주는 것이 죽음을 보다 편안한 마음으로 수용하는데 도움이 될 수 있다.

(5) 제5단계 : 수용(acceptance)의 단계

타협의 의지도 우울한 감정도 가질 겨를없이 신체적으로나 심리적으로나 지칠대로 지쳐서 시간이 나는대로 졸기도 하고 순간적인 수면에 빠지기도 한다. 이때의 수면이란 정상인의 수면과는 본질적으로 달라 환자의 의지와는 상관없이 그저 눈감고 편안히 잠자고 싶어한다.

퀴블러 로스는 그러한 수면을 '신생아의 잠과 비슷하지만 마지막 순간을 예고하는 잠'이라는 점이 다르다고 지적한다. 죽음에 대한 마지막 단계를 '수용'이라고 한 것은 임종환자가 자신의 의지로 죽음을 받아들인다는 의미이기보다는 그 자신이 모든 체념 속에서 마지막으로 안식할 수 있도록 하는 분위기를 마련하여 준다는 의미이다. 환자는 자신도 모든 사실에 대해 무관심해지며 심지어 자기 자신에 대해서도 무관심해 진다. 그저 혼자있고 싶어하고 침묵하고 싶어한다. 모든 것을 자기 운명으로 스스로 수용하고자 한다.

5. 죽음에 대한 올바른 인식

사람은 누구나 죽음에 대해 궁금해 한다. 죽음에 대해 생각할 때는 우리가 건강하고 의식이 명료한 순간이다. 죽음을 과학적으로 분석해보는 것은 우리 자신과 타인의 죽음에 대해 직면할 수 있는 능력을 갖는데 도움을 준다. 우리는 잘 살기 위해서 그리고 죽음을 잘 준비하기 위해서 죽음에 대해 좀 더 성찰해야 하고 사랑하는 사람들의 죽음에 당면해서 그들을 잘 돕기 위해서는 자기 자신의 죽음의 문제와 대면할 필요가 있다.

1) 생리학적 죽음

인간의 탄생과 마찬가지로 죽음의 순간을 어떻게 받아들여야 할지 논란이 되고 있다. 그러나 일반적으로 죽음을 규정하는 가장 흔한 기준은 신체 소생이 불가능한 상태로 정의하고 있다. 일반적으로 사람들은 인간의 심장박동이 멈추고 혈압이 측정되지 않으며 체온이 하강되고 호흡이 없는 상태일 때 임상적으로 죽었다고 규정한다. 그러나 때때로 이러한 상태로부터 다시 살아나기도 하는 경우가 있다.

2) 삶의 한 부분으로서의 죽음

인간의 죽음에 대한 연구와 교육이 진행되고는 있으나 아직도 사람들은 죽음에 대해 생각해 보거나 이야기하길 피하는 경향이 있다. 기독교인 역시 죽음이란 하느님과 연합하는 방법이며 고통의 종말이라고 이해는 하지만 죽음에 대한 언급을 피하는 경향이 있다. 일반적으로 사람들은 삶에 너무 집중하고 죽음에 대한 준비는 소홀히 하며 살고 있다. 나아가 죽음에 대해 저항하고 두려움을 가지고 있다.

3) 죽음을 직시하는 것은 삶에 대한 시각을 확립

죽음은 삶의 궁극적인 목적과 진정한 삶의 기쁨이 무엇인지 알 수 있게 해준다.

6. 임종시기의 관리원칙

근대의학의 현저한 발전에도 불구하고 이 세상에 태어난 사람은 한 사람의 예외도 없이 죽음을 맞이한다. 돌연사 등 예측할 수 없는 죽음은 예외이지만 많은 죽음에는 말기라는 시기가 존재한다. 이 시기는 매우 중요하고 환자에게는 인생의 총결산의 시기인 것이다. 이 시기에 환자가 고통이 잘 조절되지 않은 채 죽음을 맞이하면 남은 가족의 슬픔의 과정에 악영향을 미치게 된다.

1) 호스피스 · 완화의료

호스피스 · 완화의료는 치료불가능한 질환의 말기에 있는 환자 및 가족의 삶의 질(Quality Of Life, QOL) 향상을 위해서 여러 전문가가 협력하여 행해지는 치료를 의미한다. 환자와 가족이 가능한 행복한 삶을 영위할 수 있도록 돌봐주며 치료의 요건은 다음과 같다.

(1) 인간이 살아가는 것을 존중하고 누구라도 예외없이 찾아오는 '죽음에 대한 과정'에 경의를 표한다.
(2) 죽음을 서두르지도 늦추지도 않는다.
(3) 통증이나 그 밖의 불쾌한 신체증상을 완화시킨다.
(3) 환자에게 죽음이 찾아올 때까지 살아있는 것에 의미를 가질 수 있도록 치료한다.

환자가 최후까지 한 사람의 인간으로서 사람답게 사는 것을 돕는 것이 호스피스 · 완화의료의 목적이다. 사람은 죽음으로의 과정에서 여러 단계를 거친다. 죽음을 부정하거나 불안이나 초조감이 심해지거나 가족이나 의료진에게 노여움을 나타내거나 심한 우울상태에 빠지는 수가 있다. 이 단계들은 말기환자가 자신의 존재를 지키기 위한 무의식적 방어행위라고 생각되는 경우가 많다.

그러므로 각각의 단계를 수용하고 환자가 자연스럽게 다음 단계로 넘어갈 수 있도록 다음과 같이 돌보아 주는 것이 호스피스 · 완화의료의 원칙이다.

첫째, 자연스런 죽음을 유지

부자연스런 연명과 죽음을 서두르는 이 두가지를 피함으로써 자연스러운 죽음을 맞이하는 것

둘째, 불쾌한 신체증상의 완화

통증을 비롯하여 오심, 구토, 호흡곤란, 전신권태감 등 말기증상 조절

셋째, 전인적 치료

신체증상의 조절뿐 아니라 정신적, 사회적, 영적 측면도 중시하여 환자를 전인적으로 치료

넷째, 가족의 치료

환자의 임종시부터 사별 후까지 가족의 슬픔 치료도 중요

2) 임종시기에서 유의해야 할 점

(1) 절박한 죽음에 대한 인식

죽음의 시기를 정확하게 예측하기는 어려운 일이지만 죽음이 가까운 환자에게 현저한 쇠약, 여윔, 수면 장애, 식사 및 수분 섭취량의 저하, 연하곤란 등의 증상을 보이는 것이 밝혀지고 있다.

(2) 가족의 참가

임종치료에서 가족의 역할은 매우 크다. 임종기에도 고칼로리 수액, 수혈, 검사, 진정 등의 시행여부를 가족이 참가하여 결정하는 경우가 많다. 또 병자의 몸을 닦아주는 것과 가래 받아내기, 입욕의 보조 등 자연스런 형태로 가족이 환자의 치료에 참가할 수 있도록 하는 것도 중요하다.

(3) 팀 접근

말기치료는 팀 돌봄이라고 얘기한다. 의사, 간호사, 사회복지사를 중심으로 그 밖에 물리치료사, 영양사, 약제사, 음악요법사, 종교인 등의 참가가 필요한 경우가 있다. 통증조절을 위한 치료방사선과 의사의 협력, 병의 상태에 따라서는 치과 의사나 이비인후과 의사의 협력이 불가결한 경우도 있다.

(4) 환자의 요구

무엇이 환자의 요구인가 의식적으로 생각해 둘 필요가 있다. 주의하지 않으면 의료인 측의 요구나 가족의 요구를 환자의 요구로 혼동하는 경우가 있다. 환자는 원하고 있지 않는데 민간요법을 계속 고집하는 가족이나 환자의 희망을 충분히 확인하지 않고 간호사가 외박을 권하는 것이 한 예일 것이다.

(5) 환자 증상의 조절

죽음이 다가옴에 따라서 환자는 많은 불쾌한 증상에 시달리게 된다. 불쾌한 증상을 조절하기 위해서 여러 가지 수단이 필요한 환자는 극도로 쇠약해져 있으므로 부작용을 유발할 위험이 있는 방법은 적절하지 않다. 경구섭취가 곤란한 경우에는 좌약이나 지속피하주입법을 사용하는 경우가 많아진다. 환자의 부담을 적게 하기 위해서 지금까지 투여해 온 약제 중 중지가 가능한 약제는 중지하고 남은 짧은 시간에 필요로 하는 약제만 사용해야 한다. 이런 류의 약제는 그다지 많지 않고 원칙적으로 진통제, 항(抗)경련제, 진정제 정도이다.

(6) 가족의 요구 평가

환자의 죽음이 다가옴에 따라서 의사나 간호사는 가족을 피하는 경향이 있다. 특히 일반병동에서는 죽음이 의학의 패배라고 느끼기 쉬워서 환자의 죽음이 임박한 것을 의사가 가족에게 알리는 것을 주저하는 경우가 있다. 그러나 중요한 점은 환자의 상태를 가족에게 충분히 설명하고 또 가족이 어떻게 느끼고 있는가를 이해할 기회를 제공하는 것이다. 가족은 환자의 상태에 관해서 불안을 느끼고 있는 경우가 많다. 환자가 음식이나 수분을 충분히 취하지 않고 고통스러운 표정을 짓고 앞뒤가 맞지 않는 말을 하는 등 말기 특유의 증상에 관해서 가족이 불안해하고 있는 경우가 많으므로 충분히 설명을 해야 한다.

(7) 심리 · 사회적 지지

죽음이 임박했을 때 심리 · 사회적 지지 중 중요한 사항은 의료진이 마음대로 환자나 가족의 요구를 추측하는 것을 피해야 한다는 점이다. 죽음이 절박해 있을 때는 긴장감이 고조되어 환자나 가족에게 솔직하게 묻지 않고 환자는 이것을 원하고 있을 것이라고 추측하여 그 추측에 따라서 행동한다. 때로는 그 추측이 완전히 어긋나는 경우도 있고 반면 환자나 가족의 희망사항을 솔직하게 물은 결과 뜻밖의 희망사항이 나오는 경우가 있다.

(8) 여러 환경에서의 치료

환자가 어디에서 인생의 총결산을 하는가는 중요하다고 생각된다. 일반병동, 자택, 호스피스·완화의료 병동 등이 고려되는데 당분간 일반병동에서의 죽음이 대부분을 차지하리라고 생각된다. 자택에서의 죽음을 희망하는 사람이 많지만 말기암처럼 조절이 어려운 증상이 출현하거나 급변할 가능성이 높으면 환자도 가족도 자택에서의 요양에 불안을 느끼는 경우가 많다. 가족과 재가치료팀이 협력하여 자택사망을 희망하는 환자를 지지하는 시스템의 구축이 요망된다.

7. 임종에서 사망까지의 병의 상태와 증상완화

1) 말기 암환자에게 출현하는 증상

[그림 1-1]은 호스피스·완화의료 시설에 입원한 말기 암환자의 주요한 신체증상 출현부터의 생존기간을 나타낸다. 생존기간이 1개월 이상인 경우 통증이 가장 빈번히 나타났고 생존기간이 약 1개월 남았을 때는 전신권태감, 식욕부진, 변비, 불면 등의 출현빈도가 증가하는 경향을 보였다. 생존기간이 2주 남았을 때부터 망상이 증가하기 시작하여 사망 며칠 전부터 불안이나 천명이 보이게 되었다.

[그림 1-2]는 일상생활 동작의 장애 출현부터의 생존기간을 나타낸다. 여기서 생존기간은 일상생활 동작의 장애 시작부터 사망까지의 기간을 가리키고 있다. 일상생활 동작 장애는 자력보행(안간힘을 다해 화장실에 가는 것이 가능한 상태), 배변, 배뇨, 식사, 수분섭취, 회화, 응답이 가능한 최종일을 사망일부터 역산하여 생존기간을 산출했다. 생존기간 2주 무렵부터 자력보행의 장애가 높아지기 시작하여 점차 일상활동 보살핌이 중요해졌다. 사망 며칠 전부터 수분섭취나 회화·응답의 장애가 급증하고 있었다.

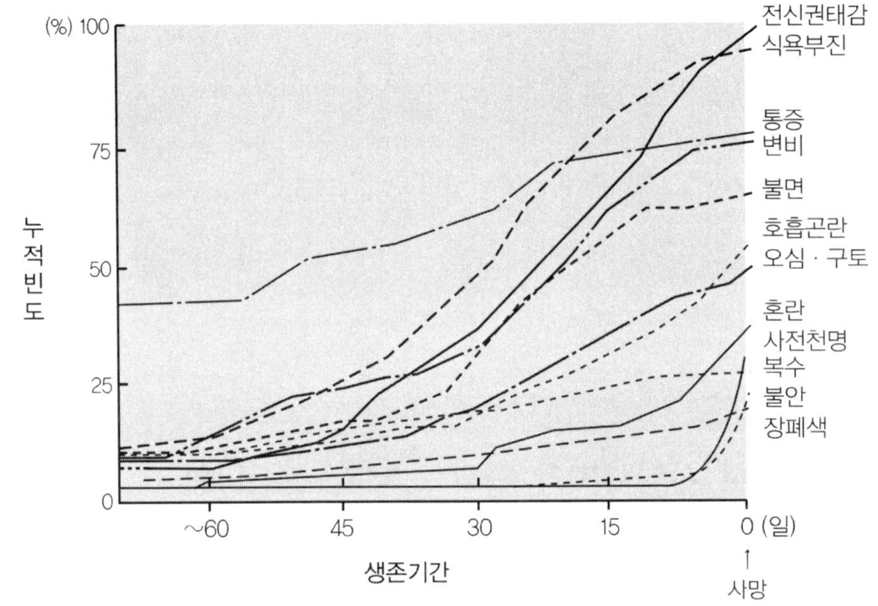

[그림 1-1] 주요한 신체증상 출현부터 잔여 생존기간

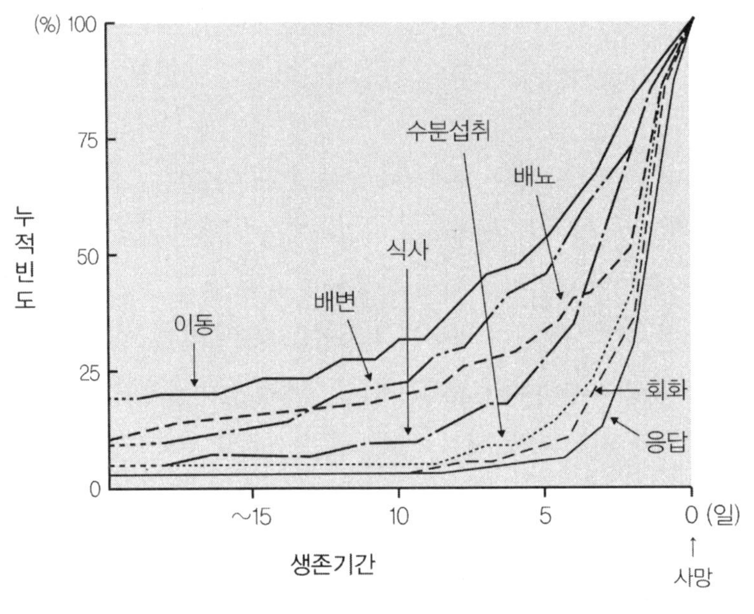

[그림 1-2] 일상생활 동작의 장애출현부터 잔여 생존기간

2) 잔여생명의 추측

전신상태의 평가에서 잔여생명을 예측하는 것이 중요해진다. 환자의 잔여생명의 예측은 잔여생명이 1개월 이상인 경우에는 객관적으로 평가하기 쉬운 검사수치나 방사선검사 소견이 유용하다. 그러나 잔여생명이 1주일 이내이거나 48시간 이내가 되면 객관적 평가가 어려운 신체소견이나 일상생활 동작의 평가, 영양상태의 평가가 중요해진다[표 1-1]. 무엇보다도 면밀한 환자관찰과 간호사를 포함한 팀에서의 검토에 근거한 판단이 중요하다.

[표 1-1] 죽음이 임박해 있을 때의 예측

사망 전 1주일 이내
• 화장실에 갈 수 없게 된다. • 물을 마실 수 없게 된다. • 말이 줄어든다. • 외견상 급격하게 약해진다. • 눈의 힘이 없어진다(주시능력의 저하). • 원인이 뚜렷하지 않은 의식장애, 수면장애가 출현하게 된다.
사망 전 48시간 이내
• 하루종일 반응이 적어진다. • 맥박이 약해지고 확인이 어려워진다. • 혈압이 저하된다. • 손발이 차가워진다. • 손발에 청색증이 확인된다. • 식은 땀을 흘린다. • 안색이 변한다. • 타액이나 분비물이 인두나 후두에 쌓이고 호흡할 때 꾸륵꾸륵하는 불쾌한 소리가 난다. • 몸둘 곳이 없는 것처럼 손발이나 얼굴 등을 계속 흔든다.

3) 말기 암환자의 "급변"

환자에 따라서는 암의 자연경과가 아니라 예기치 못한 갑작스런 병의 상태변화에 의해 며칠 이내에 사망에 이르는 '급변'에 빠지는 경우도 적지 않다. 특히 두경부 종양에서 갑자기 지혈이 어려운 대량출혈, 폐종양에서 폐렴으로 인한 호흡부전의 빈도가 높았다. 따라서 환자의 가족에게 병의 상태를 설명할 때에는 암환자에게서 '급변'의

가능성이 있는 것을 필요에 따라서 전해두는 것도 가족의 치료를 위해서 중요하다.

4) 사망 전 48시간

환자에게서 거의 사망 전 48시간 동안 견딜 수 없는 고통을 수반하는 증상이 나타났다. 구체적인 증상으로는 호흡곤란, 통증, 망상, 구토였다. 또 폐암이나 두경부종양에서는 호흡곤란이, 유방암, 위암, 결장암, 직장암, 남자의 비뇨생식기암에서는 통증의 출현빈도가 높았고 구토는 여성의 비뇨생식기암에서 출현빈도가 높았다. 사망 전 48시간 동안 완화가 어려웠던 증상은 천명, 통증, 불안 · 흥분상태, 요실금, 호흡곤란, 배뇨곤란, 구토, 발한이었다. 또한 새로운 통증의 출현으로 그 때까지 완화되었던 통증이 증강되어 마약성 진통제의 투여량을 증가시켜야 하였다.

이와 같이 말기암환자의 사망 전 48시간에 출현하는 증상에 관해서 충분히 이해하고 이를 완화시키는 기술을 익히는 것이 중요하다. 또 이때에는 여러 가지 치료에 의해서도 완화하기가 어렵고 견딜 수 없는 고통이 출현하기 때문에 진정제 투여라는 치료방법도 필요해지는 것을 이해하여야 한다.

사망 전 48시간의 환자 관리의 원칙을 다음과 같이 정리한다.

(1) 고통완화가 가장 중요하다.

(2) 불필요한 의학적 개입을 피한다.

(3) 정기적으로 모든 투여 약제와 증상을 평가한다.

(4) 환자와 가족의 효과적인 의사소통을 유지한다.

(5) 가족 또는 보호자도 보살핀다.

5) 가족에 대한 설명

환자의 죽음을 가족이 수용할 수 있도록 도와주는 것은 그렇게 쉬운 일이 아니다. 의료인이 아무리 노력해도 좀처럼 환자의 죽음을 받아들일 수 없는 가족이 있다. 환자의 죽음에 대한 수용 여부는 그 동안 환자와 가족의 관계에도 크게 의존한다. 가능한 환자 옆에 있게 하여 환자에게 일어나는 상황을 제대로 보게 할 필요도 있다. “매우 괴로운 일이지만 시간이 얼마 남지 않은 것 같습니다. 마음의 준비가 필요한 것 같습니다." 라고 성의있게 말함으로써 가족이 점차 수용하는 경우도 있다. 사별 후 비탄이 심해지는 요인이 있는 환자에 대해서는 특별히 도움을 줄 필요가 있다[표 1-2].

[표 1-2] 사별 후 슬픔이 심해지는 요인

항 목	요 인
환자	젊다
질병	투병기간이 짧다 연명치료를 받아왔다 외견적 변형이 심하다 고통이 심하다
임종시기	갑자기 일어난 급변이 있었다(출혈 등)
인간관계	이중의식의 감정을 가지고 있다 적의를 가지고 있다 의존적이다
주요 보호자	젊다 다른 부양가족이 있다 신체적 또는 정신적인 질병이 있다 다른 큰 문제를 안고 있다 도와주는 사람이 없다

6) 죽음이 임박한 시기의 증상완화

(1) 호흡곤란(dyspnea)

환자의 죽음이 임박해졌을 때에 출현하는 호흡곤란은 여러 가지 원인으로 나타난다. 폐종양의 확대나 흉수로 인한 호흡면적의 축소, 말기에 출현하는 폐렴 그리고 삼낭수의 저류나 심부전에 의한 것이 많고 환자의 전신상태 등에 따라 적극적인 원인치료가 어려운 경우가 대부분이다.

호흡곤란에 대한 증상관리에서는 산소요법, 약물요법, 일상활동 보살핌, 정신적인 지원이 기본적인 개입방법이 된다. 그 중에서도 죽음이 임박한 환자에게는 산소요법과 진정제를 포함한 약물요법, 편안한 자세를 취하게 해주는 것 그리고 누군가가 환자 옆에 있다는 정신적 지지가 매우 중요하다.

특히 호흡곤란이 심한 경우에는 모르핀, 항불안제, 스테로이드 등의 약물요법을 적극적으로 행한다.

(2) 섬망(delirium)

섬망은 수일 이내에 급격히 발생하여 원인이 교정되면 수일 이내 호전되고 하루 중에도 증상의 변동이 심한 전반적 인지기능의 장애를 특징으로 한다. 섬망이 보이면 먼저 사용약제를 세심하게 검토해야 한다. 섬망출현 이전에 새로운 약제를 사용하거나 사용약제를 증량하지 않았나를 확인하고 섬망의 원인이 될 수 있는 약제가 없는지를 확인한다. 완화의료에서는 모르핀과 항콜린제가 많이 사용된다. 약제가 원인으로 의심스러운 경우 그 약제를 중지하거나 다른 약제로 변경한다. 약제가 원인이 아니라면 다른 기질적인 원인을 찾아서 원인치료를 해 본다.

(3) 천명

천명이란 환자의 죽음이 임박했을 때 기도내의 분비물이 증가하여 하인두에서 후두에 걸쳐서 「꾸륵꾸륵」하는 소리가 호흡할 때 들리는 상태이다. 이 무렵이 되면 환자의 의식이 저하되어 그 천명을 고통으로 느끼지 않는데 지켜보고 있는 가족으로서는 매우 고통스러워 견디기 힘든 경우도 있다.

(4) 그 밖의 증상

환자가 사망하기 전에 나타나는 증상으로 가족으로서는 매우 염려되는 증상으로 호흡의 변화와 신음이 있다. 죽음이 임박해짐에 따라서 호흡상태가 불안정해지고 어깨호흡 · 하악호흡 등이 시작된다. 또 신음이란 환자가 호흡할 때에 맞춰서 무의식적으로 목소리가 젖는 듯한 상태를 말한다. 그러나 이 시기가 되면 환자는 의식이 저하되어 이미 괴로움에서 해방되어 있다. 이것을 충분히 가족에게 설명하는 것이 중요하다.

7) 완화의료에서의 진정제 투여

의식을 유지한 채로 고통을 완화시키는 것이 완화의료는 제 1목표이다. 따라서 가능한 한 마지막까지 의식을 명료하게 유지하고 환자와 가족이 언어적 의사소통을 할 수 있도록 하는 것이 중요하다. 그러나 그것이 어려워지는 것이 사망 전 며칠부터 몇 시간의 시기이다. 즉, 증상이 진행되어 쇠약해지면 전신권태감, 호흡곤란, 불안상태 등 아무리하여도 완화될 수 없는 고통이 나타나는 경우가 있다. 이와 같은 경우에는 약제의 투여에 의해 진정시키는 것이 고통완화의 유일한 치료법이 된다. 진정제 투여는 완화할 수 없는 고통을 환자의 의식상태를 저하시킴으로써 완화시키는 증상관리의 한 방법이다. 환자의 사망 시기를 빠르게 함으로써 고통에서 해방되는 적극적 안락사가 아니라는 것을 충분히 인식하는 것이 중요하다.

진정제 투여의 시행에는 환자 자신의 희망을 가장 중요시해야 한다. 또 의료팀 내에서의 의견의 일치도 중요하다. 가족과 서로 잘 얘기하여 진정제 투여가 유일하고 최선의 방법이라는 점, 그리고 그것으로 생명이 단축되지 않는다는 점을 잘 설명한 후 진정제 투여를 시행한다.

진정제 투여시 환자의 전신 상태나 고통의 강도, 진정제 투여의 긴급성 등을 검토하여 그 방법을 결정한다.

8. 임종시 의사소통

1) 의사소통의 기초기법

(1) 공감

받아들이는 측의 가치관이나 평가를 개입하지 않고 눈앞에 있는 환자의 말이나 태도로 그대로 되돌리는 방법이다. 즉, '당신이 지금 말씀한 것을 저는 이렇게 이해했는데 그것이 틀림없는가' 하는 확인 작업이며 그것으로 환자는 자신을 알아준다는 안도감을 느끼게 된다. 공감의 기본적 기법이다.

(2) 열린 질문

Yes-No로 대답할 수 있는 질문은 회화가 거기에서 끝나버리지만 영어의 5W 1H

의 질문을 하면 환자에게 좀 더 말을 하게 할 수 있다.

예) 침상에서 의사소통

환자「어제 잠을 못 잤습니다.」

↓

「그럴리가요. 잘 자고 있었어요.」(부정하고 있다) (X)

「그렇습니까? 잠을 못 잤군요.」(O)

「선생님께 수면제를 드릴까요.」

(환자는 그럴 것까지는 없다는 기분이 될지도 모른다.) (X)

「왜 잠을 못 잤습니까? (O)

↓

환자「등이 아파서 잘 수 없었습니다.」

환자는 수면제가 아니라 진통제의 투여로 잘 잘수 있다.

2) 포지셔닝(positioning)

포지션(position)이란 환자들에 의해 지각되고 있는 모습을 말하며 포지셔닝이란 의사소통하는 활동을 말한다. 즉, 지금 앞에 있는 사람이 자신의 병에 대해 어떤 입장을 취하고 있는가를 알려고 하는 것을 말한다. 예후는 어떻게 이해하고 있는가, 병상은 앞으로 어떻게 생각하고 있는가, 무엇을 알고 싶은가, 무엇을 알고 싶지 않은가를 사용하여 대화를 진행함으로써 받아들이는 측의 의도에 의한 영향을 최소한도로 하여 환자가 지금있는 상황에 접근할 수 있다.

3) 어떤 흐름으로 전하는가 – “SPIKES” protocol

(1) Setting (장을 조정한다)

다른 사람의 개입이 없는 안심할 수 있는 공간을 확보한다. 적당하게 거리를 두고 목소리의 톤, 간격을 두는 법에 주의하면서 적당한 시선 맞추기를 기다린다.

(2) Perception (어느 정도 알고 있는가 확인한다)

(3) Invitation (어느 정도 알고 싶은가 묻는다)

돌연 의료인의 설명부터 시작하는 것이 아니라 환자의 입장 이해를 목적으로 무엇이 알고 싶고 무엇이 알고 싶지 않은가 묻는다. 알 권리가 있는 반면 한편 몰라도 될 권리도 있는 것이다.

(4) knowledge (정보를 제공한다)

(5) Emotions (정보를 제공한다)

그리고 환자의 의사를 확인했으면 정보를 제공할 때 거짓말은 하지 않는다는 원칙을 지키면서 막연한 표현 등으로 어느 정도 받아들일 수 있는 상태인가 지켜보면서 구체적이고 명확한 표현으로 진행해 간다. 예를 들면 암의 고지이면 「검사결과가 그다지 좋은 것 같지 않습니다」라는 설명에서 시작하여 「나쁜 세포가 나와 있다」는 등으로 말을 건네 보고 후일 「암」이라고 전할 것인지 그 때에 전할 것인지 또는 다른 말을 사용할 것인지 지켜봐 간다. 이 과정에서 「그거 암입니까」라는 견제구가 환자나 가족에서 던져지는 경우가 있는데 그러한 계기를 소중히 한다.

(6) Strategy & Summarize (앞으로의 방침을 세워서 면담을 요약한다)

어느 정도 이해되었는가 확인하는 점도 중요하다. 면담종료 후 「지금 설명을 어떻게 이해하셨습니까?」라고 설명을 들은 환자나 가족에게 물어보는 것이 효과적이다.

4) 가족의 부인(denial)이 심할 때

죽음이 임박했음을 아무리 말로 설명해도 어려운 때가 있다. 설명은 가능한 종이에 써가면서 하고 마지막에 그 용지를 건네주도록 한다. 건네받은 용지를 몇 번이고 반복해서 읽는 사람이 많다. 특히 주 단위, 일 단위라는 계단그림을 그리면서 실제로 일어난 변화나 증상을 비교하며 설명하면 이해시키기 쉽다.

그러나 이 경우처럼 문서화해도 어려운 상태를 많이 겪게 된다. 대응책으로는 치료에 실제로 참가해 보거나 곁에서 지켜보며 병의 상태를 피부로 느끼는 것이다.

또 죽음의 과정을 불행한 사건으로 여기어 환자・가족이 매우 괴로워하는 경우가 있다. 이와 같은 경우 불행한 것이 아니라 자연 섭리의 하나로 받아들이도록 생각을 바꿀 수 있으면 마음이 편해진다. 시점의 변환을 도모할 수 있도록 의료인이 말을 건네는 노력이 필요하다. 이것은 자신의 인생관을 구축하는 작업이기도 하다.

이와 같이 선악에서 벗어난 시점의 변환을 도모하는 것은 환자가 사망한 후 가족의 장례준비가 자연스런 형태로 진행되기 위해서도 중요한 것이다.

5) 본인의 부인(denial)이 심할 때

몇 번이고 상태설명을 해도 좋은 정보만을 듣는 환자도 있다. 이와 같은 경우에는 몇 사람의 의료진으로부터 말을 바꾸어 설명하는 방법, 병의 상태설명이 아니라 환자가 느끼는 증상에서 깨닫게 하는 방법, 팀 내에서 서로 얘기한 후에 예후를 일, 주 단위로 알리는 방법 등이 있다.

심각한 예후를 환자에게 설명했는데도 비현실적인 희망을 말하는 경우도 있다. 이와 같은 경우 안이하게 예후설명을 해서는 안 된다.

다음 예를 들어본다.

(1) 환자가 느끼는 증상에서 깨닫게 하는 방법

(오랜 보행이 어려운 상태가 된 것을 관찰하고) 지난 주에는 산책할 수 있었는데 이번 주는 어떻습니까?

(2) 예후를 알리는 경우

결혼 직후 위암이라고 진단받은 32세 여성. 지난 달은 구역질, 2주전에는 통증이 있었다는 점에서 병상이 짧은 월 단위로 변화되고 있는 점을 설명했다. 따라서 연단위로 생각되는 상황이 아니라 수개월이 지나 회복될 수 있을 정도의 에너지가 계속될지 알 수 없다고 설명했다. 놀란 표정을 지었지만 몇 주 후에 부부가 온천여행을 떠나고 2개월 후에 사망하였다.

(3) 예후를 이해한 후에 비현실적인 희망을 얘기하는 경우

겨우 앉을 수 있는 상태의 편도선암의 58세 남자. 병실을 방문했을 때 헐떡거리면서「집으로 돌아가서 선생님을 식사에 초대하고 싶다.」(필담)

그 때까지의 경위에서 병상을 알고 있음에도 불구하고 좋아져서 집으로 돌아가고 싶다는 기분임을 알아차리고「고맙습니다. 기대하고 있겠습니다.」라고 대답했다. 환자는 큰 소리를 내어 울었다.

만일 여기에서「당신의 병은 이미 집으로는 돌아갈 수 없습니다.」라고 알렸다면 나으면 좋을텐데하는 기분을 부정하게 된다.

현대의학에서 예후를 확실히 알 수 있는 방법은 없다. 경험과 추측밖에 …

9. 호스피스 · 완화의료에서의 죽음

사람들이 삶의 힘든 고비에서 던지게 되는 "내 인생은 가치 있는 삶이었나?", "삶의 의미는 무엇인가?" 에 관한 이야기를 한다. 질병으로 정신적 또는 육체적으로 건강이 무너져 갈 때 이와 같은 질문에 대한 답변을 어떻게 할 수 있을까?

1) 정서적 혼란

죽음이 가까이 왔다는 두려움과 정서적인 혼란에 빠지게 되면 많은 사람들은 부정, 슬픔 그리고 고통으로 자신의 공간으로 숨어버린다. 따라서 사람들은 종종 용서와 위안을 받을 기회를 놓쳐버릴 수 있다.

2) 희망과 절망

비현실적인 기적을 바라거나 너무 심한 절망을 하는 것 모두 바람직하지 않다.

질병이 만성적으로 진행되는 경우 말기질환의 위협적인 증상없이 장기적으로 진행될 수도 있으므로 성급한 절망은 바람직하지 않다.

그렇다고 병세가 나아졌다는 잘못된 희망을 주는 것도 도움이 되지 않는다. 왜냐하면 사랑하는 사람들과 함께 생을 정리할 수 있는 정신적이고 영적인 의사소통의 유지를 방해할 수 있기 때문이다.

가족이나 친구들과 질병에 대해 대화하는 것은 모든 사람들에게 도움이 된다. 환자와 가장 가까운 사람들이 질병상태를 알게되면 다가올 일들에 대해 더 잘 준비할 수 있게 되고 앞으로 겪게 될 변화를 쉽게 이겨낼 수 있게 된다. 또한 환자가 그날 그날의 변화와 증상을 설명하는 것은 가족과 친구들이 그를 도와주는데 큰 도움이 된다.

3) 가 족

가족들이 팀의 일원이라는 것은 무엇을 의미하는가? 슬픔의 와중에서 가족이 할 수 있는 일이 무엇일까? 그들이 할 수 있는 것은 무엇보다 환자들이 원하는 것을 직접적으로 전달할 수 있다는 것이다. 그러나 가족들이 사랑하는 사람 혹은 친구의 임종 순간에 함께 있어주는 일 이외에 할 수 있는 것은 그렇게 많지 않다.

동참이란 어떤 것인가? 죽음을 삶의 일부분으로 받아들일 수 있는 의지와 열린 마음을 의미한다.

"용서한다", "용서해다오", "고맙다", "안녕"…

용서할 필요가 있을지 묻고 싶을지도 모른다. 하지만 우리 마음속엔 다른 사람들이나 가족들에게 상처를 주지 않았을까 두려워하는 마음이 남아 있다. 그렇지만 용서를 해주거나 받고나면 마음의 짐을 덜 수 있을 것이다.

많은 사람들이 그들이 이야기하고 싶어하는 것을 얘기하는 것이 가족 모두에게 엄청난 위안이 된다는 사실을 알고 있다. 죽어가는 사람은 자신의 마음을 열어 용서하고 용서를 구하며 남은 사람들을 편안하게 해줄 말을 해야 한다.

위안은 다양한 모습을 가지고 있다.

가족들은 아프거나 죽어가는 사람을 만지는 것을 두려워해선 안된다. 마지막 순간에 육체적 그리고 정신적으로 접촉할 수 있는 기회가 주어졌을 때 모든 것이 분명해지고 죽음에 대한 모든 생각이 바뀌어질 수 있다.

4) 사회복지사와 다른 조언자들

병으로 인해 너무 슬프고 화나고 초조해지면 어떤 것도 위로가 되지 않을 수 있다. 아침에 일어나는 것도 친구를 만나는 것도 도와주려는 가족들에게 자신의 기분을 이야기하는 것도 할 수 없다.

물론 임박한 죽음이나 돌보는 사람의 죽음으로 슬픔을 느끼는 것이 의외의 일은 아니다. 그러나 정상적으로 예상했던 것 이상으로 우울증이나 초조함을 느낀다면 상담이 필요하다.

심리치료를 믿지 않을 수도 있다. 이러한 때에 그것은 시간의 낭비라고 생각할 것이다. 물론 심리치료사가 삶을 연장시킬 수 없고 사회복지사가 건강을 되찾아 줄 수는 없다. 그러나 치료전문가는 훨씬 더 안정감을 느낄 수 있도록 해 줄 것이며 상실감에 대해서도 더 적응할 수 있도록 도와줄 것이다. 비슷한 상황에 있는 다른 사람들도 이러한 감정을 느낀다는 것을 아는 것은 많은 도움이 된다. 그것은 고통스러운 과정을 극복해 나갈 수 있는데 큰 용기가 될 것이다.

5) 슬픔과 죽음

사람이 죽으면 믿기 어렵고 진실로 슬픔을 느끼게 된다. 그러나 가족 간에 밝혀지지 않고 묻어두었던 문제에 대해 용서하고 서로에게 정신적, 육체적으로 다가갈 수 있을 때 심리적인 짐을 덜 수 있다. 불가능할 것 같았던 친밀한 감정이 살아나고 정서적인 지원이 나타난다.

인생에는 종결이 존재한다. 종결이란 단어는 여러 상황에서 사용되어 왜곡되는 경향이 있으나 슬픔이라는 상황에 있어서는 매우 중요한 의미를 가지고 있다. 종결은 가족뿐 아니라 임종환자에게도 필요하다. 슬픔을 겪고 있는 것이 사별가족만이 아니라는 것을 인식해야 한다. 비록 우리가 오래 살 수 있다 하더라도 아프거나 신체의 일부를 상실하였을 때 역시 슬프다. 이러한 감정을 스스로 받아들이고 간병인, 가족, 친구들과 함께 나눌 수 있을 때 슬픔의 종결은 이루어진다. 사랑하는 사람 앞에서 우는 것은 자신의 약점을 드러낼 때처럼 고통스러울 수 있지만 이것은 놀라운 정신적 돌파구일수도 있다. 자기감정에 방어적인 사람은 가족이나 친구들과의 감정 교류를 통해 특별한 위로를 받을 수 있다.

분노, 울분, 상실감을 다른 사람과 나누게 되면 고통을 줄일 수 있다.

6) 곁에 있어주는 것

굳이 말이 필요치 않을 수도 있다. 즉, 함께 있어주고 환자를 염려하고 있으며 자신의 일부를 주고싶다는 마음을 전할 수만 있으면 된다. 손을 잡고 눈물을 흘리는 따뜻한 마음은 죽어가는 사람이 죽음의 과정에서 겪어야 하는 것을 받아들이는데 있어 중요한 역할을 할 수 있다.

세상을 떠나거나 떠나보내는 것은 힘든 일이지만 작별인사조차 하지 못하는 것은 더 힘든 일이다.

7) 영적 지지

임종시기가 임박해 올 때 사람들은 과거를 회상하고 자신의 삶을 되돌아보며 그들이 성취하고 싶었던 것을 이루었는지 생각해본다. 이렇게 하는 것을 형식적으로 '삶의 회고' 라고 부르며 삶의 마지막에 있는 사람들에게 많은 도움이 된다. 이것은 항상 인생이 살아갈 가치가 있었다는 의미를 부여해준다.

만성적이고 소모적인 질병을 앓고 있는 사람들과 인생의 말기에 있는 사람들이 자신의 생에 대해 많은 질문을 갖는 것은 당연한 일이다. 이것은 용기를 필요로 한다. 사람들은 삶의 의미가 무엇인지, 신은 존재하는지와 같이 답하기 어렵거나 정답을 얻을 수 없는 질문을 하곤 한다. 그러나 살아온 오랜 세월동안 자신의 경험과 존재에 대해 확신을 갖지 못한다면 평화로운 생의 마감이 힘들다. 자신의 삶 자체에 영적인 의미를 두고 있는 임종환자가 훨씬 평화롭게 죽음을 맞이할 수 있다.

'영적' 인 것은 무엇을 의미하는가? 어떤 사람들은 그것이 종교에 대한 것이라고 생각하고 어떤 사람들은 '육체적인 것을 초월하는 문제' 라고 생각한다. 일부는 지금 여기에 존재하지 않는 어떤 것이라고 하고 혹은 단순히 심리적인 영역에 있는 어떠한 것이라고 생각한다. 많은 사람들에게 이것은 종교적인 문제이고 어떤 사람들에게는 존재에 관한 딜레마이다.

사람들은 '하필이면 왜 내가?', '왜 내가 이러한 짐을 짊어져야 하는지?', '이러한 고통을 당할 만큼 큰 잘못을 했는가?', '이렇게 고통스러워야 한다면 살아있다는 의미가 무엇인가?' 와 같이 많은 질문들을 하게 된다. 그것이 논리적인지 또는 대답이 가능한지가 중요한 것은 아니다. 이러한 문제를 제시할 만한 용기와 답을 찾으려고 노력하는 것이 중요하다. 죽어가는 영혼은 두려움으로 가득 차 있다. 사람들은 왜 이런 일이 일어나는지 알고 싶어하고 자신이 행한 죄의 대가로 벌을 받고 있다는 생각에서 벗어나고 싶어한다. 가족들도 사랑하는 사람이 고통받는 이유를 알고 싶어한다. 환자는 자신을 억제하기가 힘들며 사랑받지 못하고 쓸모없는 사람이라고 느낀다.

알 수 없는 인간의 영혼에 대한 두려움은 존재한다. 그러한 질문은 다른 사람과의 대화를 필요로 한다.

그러한 대화의 요점은 다음과 같다.

① 인간을 구성하는 육체적인 요소 외의 또 다른 요소의 존재를 인정하는 것
② 잘못된 개념을 없애는 것(예, 질병은 신이 내린 형벌이라는 것)
③ 의심, 불신, 염려에 대해 생각해 볼 수 있는 기회를 주는 것
④ 어디를 가든지 걱정으로부터 벗어날 수 있는 용기를 갖는 것

서양의학은 오랫동안 환자의 영적인 요구를 신체적인 치료와 분리해 왔지만 임종환자를 돌봄에 있어서 영적 돌봄의 중요성이 증가되고 있다. 많은 연구가 영적 치료의 중요성에 대해 지시하고 있다. 특히 시한부 질병에 직면하거나 치료가 더 이상 불가능할 때에 환자가 고통과 죽음에 대처할 수 있도록 도움을 주는 면에서 매우 중요하다.

의사를 비롯한 다른 의료전문가들도 죽어가는 사람을 잘 돌보기 위해서는 통증완화만큼 영적 문제에도 많은 관심을 기울여야 한다는 것을 인식하고 있다. '영성' 이란 그 자신보다 더 큰 무엇과의 관계에 대한 표현이고 연결되는 방법이다.

많은 병원에서 미사나 예배와 같은 종교적 의식을 행함으로써 영적인 돌봄을 제공하고 있다. 호스피스·완화의료는 종교인이 팀의 구성원이 되어 환자와 가족들을 위해 종교의식을 수행하는 것이 매우 중요하다는 것을 이미 인식하고 있다. 의과대학에서도 영성이 환자 치료와 의사 자신의 행복을 위해서도 중요하다고 인식하고 있다.

8) 고통의 완화

호스피스 · 완화의료에 있어서 가장 중요한 의료는 증상완화이다. 고통을 최대로 줄이기 위해서 적극적인 의학적 수단이 행해진다. 그러나 연명적인 처치, 특히 정맥주사는 최소로 한다. 최종적인 진정제 투여도 중요한 의학적 처치의 하나이다. 치료의 축소, 중지 또는 진정제 투여에 관해서는 그 내용이나 의미를 가족에게 충분히 설명해 두는 것이 중요하다.

9) 본인의 희망

환자 본인의 희망을 최대로 존중하는 것이 중요하다. 그러기 위해서는 환자의 요구에 따라서 병의 상태를 충분히 설명한다. 가능한 진정제 투여에 관해서도 환자 본인과 서로 이야기한다. 그러나 이와 같은 대화는 환자의 「죽음」을 전제로 한 것이므로 환자의 정신상태, 신체적 상태, 가족의 의견 등을 고려하여 신중하게 해야 한다.

10) 가족의 희망

가족에게도 정성껏 정확히 병의 상태를 설명해준다. 의식이 있는 동안에 의사소통을 하도록 권한다. 특히 먼 곳에 있는 친척에 대해서는 빨리 면회해 두는 것이 좋다는 점을 전한다. 또 급작스러운 악화의 가능성이나 진정제 투여의 가능성도 설명한다. 특히 급작스러운 악화의 가능성에 관해서는 여러 차례 설명해도 지나치지 않다. 의료인이 아닌 가족은 설명을 들었어도 그것이 실제로 일어나면 매우 동요하게 되므로 일어날 수 있는 가능성이 있는 것을 상세하게 설명해야 한다.

10. 응급실에서의 죽음

1) 응급실에서의 사망확인(CPR중지의 결정)

CPR 시행시간은 20분간이나 30분간 등이 기준이 되어 일반적으로 30분간에 심박

재개가 되지 않는 경우는 CPR이 중지되는 경우가 많다고 생각된다. 중지의 최종결정을 하는 것은 의사지만 환자의 상태확인은 가능한 신속하게 하고 소생 불가능하다고 생각되는 경우에는 가족에 대한 대응에 신중해야 한다. 또 사후강직이나 시반(죽은 뒤 6~12시간 지나서 피부에 생기는 자주빛 반점) 또는 부패 등에서는 CPR을 할 필요가 없는 것은 말할 필요도 없다.

2) 배려해야 할 사람

CPR 시행 중에도 CPR팀의 한 사람은 환자 가족에게 현재의 상황과 행해지고 있는 것을 정중하게 설명하고 환자 가족의 반응을 정확하게 파악하여 대응하여야 한다. 필요하다고 생각되면 CPR 현장을 가족에게 보이면서 가족의 희망에 따르는 행동으로 이행해야 한다.

소생 불가능하다고 생각되는 경우에는 환자 가족에게 환자의 손이나 발을 잡게 하고 그 시점에서 체온이 낮아졌다든가 사후강직이 시작되고 있다는 등의 구체적인 설명을 해도 좋다. 또 심전도 모니터는 대개 정확하지만 가족이 환자의 신체에 다가가거나 신체를 문지르는 등의 행위로 맥박이 뛰고 있다고 착각하는 경우가 있으므로 심전도 모니터로 환자의 심정지를 설명할 때는 신속하게 실수없이 판단하여 청진이나 시진 등으로 심정지를 재확인하고 설명하는 것이 중요하다.

11. 가정에서의 죽음

1) 곤란한 경우의 대응

재택의료를 받는 환자의 대부분은 고령자이거나 신체적, 사회적 문제를 안고 있어 사전 동의를 받고 싶어도 환자 측의 이해나 기억이 어렵다. 이러한 경우에는 의사나 간호사 등 일반 의료인 이외의 지역의 보건인이나 시·읍·면의 직원, 경찰관 등의 협력이 큰 도움이 되는 경우가 많다. 사망진단에 이르기 전에 협조가 가능한 관계기관이나 관계자와 정보교환을 하면 좋다. 단, 환자의 사생활은 절대적으로 지켜져야 한다.

2) 자택의료의 견해

가정에서의 완화의료라 해도 치료의 질은 입원치료와 동등하게 생각해야 한다. 환자는 자신의 사생활을 지키는 것이 가능하며 당연히 입원의료와 같은 의학적 근거에 입각한 엄밀한 검사치료 계획을 세울 수는 없다. 그러나 어디까지나 의료이므로 환자의 자유의지와 생활패턴에 중점을 두고 가능한 의학적 근거에 입각한 치료를 목적으로 해야 한다. 의사가 계획적으로 하는 왕진은 입원의료에서 회진에 해당하며 긴급시의 왕진은 병실의 급한 상태 변화에 대한 대응과 같은 것이다.

3) 사후 처치

사후 처치는 가정이나 입원에서도 기본적으로 같지만 재택인 경우에는 환자가 생활하고 있던 환경에서 환자의 몸을 누인 채로 닦는 것 등의 처치를 할 수 있다. 이 경우 가능하면 가족 내의 희망자를 골라서 함께 몸을 닦아주면 가족의 심적 치료로 연결되는 경우가 있다. 단, 이비인후의 처치나 항문처지, 인공항문폐쇄 등일 때에는 자리를 피해 주는 편이 좋다.

12. 어린이의 죽음

1) 어린이의 죽음과 어른의 죽음은 다르다

어린이를 잃은 부모는 거의 예외없이 정도의 차이는 있어도 자신을 책망한다. 그리고 정말 치유하기 어려운 마음의 상처를 안는다. 부모나 남편이나 아내를 잃는 것은 어느 의미에서 과거의 상실이라고 할 수 있지만 어린이를 잃는다는 것은 미래의 상실이며 희망의 상실이기 때문이 아닐까 생각한다.

그런 의미에서 「어린이의 죽음」과 「어른의 죽음」은 다르다. 그러면 그와 같은 깊은 고통이 있는 「어린이의 죽음」에 직면할 때 죽어 가는 어린이와 어린이를 잃으려 하고 있는 부모에게 어떻게 대하면 좋을까. 의료인의 인격에서 우러나는 힘과 그 배경에 있는 인생관, 생명관이라는 것에 답이 있는 것이 아닐까.

2) 양친 · 형제에 대한 위로

어린이를 잃는다는 것은 매우 심각한 일로 쉽게 수용할 수 있는 것이 아니다. 그것은 미래를 상실한 것으로 양친은 대부분의 경우 마음의 상처가 오래 가게 된다. 또 어린이가 죽은 후 그것을 계기로 가족의 끈이 위태로워지거나 가족붕괴의 위기를 맞는 경우가 적지 않다. 물론 모든 가족이 그런 것은 아니고 어린이를 잃었다는 시련에 대해 가족이 굳게 단결하여 극복해 가는 경우도 있지만 그것은 비교적 드물다. 그와 같은 중대한 국면에 있는 부모에게 할 수 있는 것은 원칙대로 철저한 경청과 공감에 힘쓰고 부모의 마음에 다가가서 각 단계별로 상황을 정확히 설명하며 양친이 슬픔, 고통을 충분히 표출할 수 있도록 지지해 주는 수밖에 없지 않을까 생각한다.

또 죽음에 이르는 병에 걸린 어린이의 형제도 심각한 영향을 받는다. 부모의 관심은 대부분 그 죽어가는 아이에게 집중되어 그 형제는 외로움과 불만을 마음에 쌓게 된다. 그러나 어린이 나름대로 상황을 이해하고 부모의 기분도 이해하는 만큼, 자신의 기분을 표현할 수도 없어서 그 생각은 깊어가고 마침내 다양한 심리적, 신체적 문제로서 분출하게 된다. 미국에는 심각한 병에 걸린 어린이들의 형제의 심리치료를 하는 전문 시설들이 개설되어 있는 바 형제가 안고 있는 문제의 중요성을 미루어 짐작할 수 있다. 부모가 죽어가는 아이의 치료에 집중해 있을 때는 그 형제가 안고 있는 심리적 갈등을 대부분 깨닫지 못하는 경우가 많다. 큰 슬픔을 안고 있는 부모의 마음을 배려하면서 형제에게도 신경을 쓰도록 하는 것은 중요하며 죽어가는 어린이를 가진 가족의 가족내 역동에도 충분히 유의해야 한다.

3) 어린이를 '한 사람의 인격'으로 치료한다

「죽은 어린이 몇 명의 일기를 그들 부모가 보여주었다. 10세 여자아이, 15세 남자아이, 16세 남자아이….」

발병부터 다양한 치료와 간호사나 의사와의 관계 등 세세히 쓰여진 투병기록을 읽어 보고 충격을 받은 것은 어느 아이에게서도 「병에 걸렸다」는 것이 단순한 신체적 문제가 아니라는 점이었다. 병이 들어 부모님께 죄송하다는 마음, 학교에 가지 못하고 남겨진 불안, 병에 걸린 자기 자신을 책망하는 마음 그리고 죽음에 대한 공포…. 바로 전인적 고통(신체, 정신, 사회, 영적인 고통)과 직면하고 있는 어린이들의 모습이 있었다. 그리고 어린이들은 놀랄 정도로 정확하게 자신의 병명에 관한 것을 이해하고 있었다. 따라서 어린이에게도 병명을 바르게 전달하는 것이 중요하다. 그리고 어린이들과 병에 관한 정보를 공유하려는 시도를 할 때마다 어린이들의 생각지도 못했던 힘을 만나게 되었다. 이제 더 이상의 치료법이 없다는 것을 직접 전해야 하는 경우도 있었다. 그러나 어린이들의 대부분은 사실을 제대로 받아들이려는 힘을 보인 것이다. '어린이니까 모를 것이다,' '제대로 설명해도 그다지 의미가 없을 것이다' 는 생각은 맞지 않다. 어떤 어린이에 대해서도 '한 사람의 인격'으로서 성실하게 대해야 한다.

4) 어린이의 통증에 대응한다

어린이의 통증에도 성실하게 대응해야 한다. 어린이의 암성 통증에 대해서도 기본적으로 WHO방식에 따라서 통증관리를 한다. 통증의 원인 및 정도에 관해서 평가하고 NSAID, 약한 마약성 진통제, 강한 마약성 진통제 등 단계적으로 진통제를 사용해 간다. 또 모르핀을 사용하는 경우 구역질과 변비 등 각종 부작용에 대해서도 성인과 마찬가지로 세심한 배려를 하여야 한다. 특히 어린이의 경우야말로 통증의 평가는 주관적인 것으로 인해 종종 통증을 과소평가하기 쉽다는 점을 명심하기 바란다.

13. 고령자의 죽음

죽음을 맞이한 환자는 상태에 따라서 돌보아주고 결코 그 병의 상태를 조절하려고 해서는 안된다는 점을 유의하고 환자를 돌봐야 한다.

1) 생전유언

우리나라에서도 「생전유언」이라는 말이 계속 알려지고 있지만 실제로는 환자의 이익이 되고 있지 않은 것이 현상이다. 미국에서는 환자들이 생전유언을 할 수 있으며 그 내용은 주마다 다소 차이가 있지만 법률로 지켜지게 되어 있다. 그러나 우리나라의 경우 실제 의료현장에서 환자의 의견이 법률에 의해 보호되고 지켜지지 못하고 있다.

2) 심폐소생술금지 (Do Not Resuscitate, DNR)

심폐소생술의 금지는 생전유언과 다른 것이라는 점을 이해해야 한다. 심폐소생술의 금지는 심폐소생술이 필요한 상황 하에서 소생치료를 환자가 '거부'하는 것으로 모든 치료를 하지 않는다는 것이 아니고 생전유언에 쓰여져 있는 내용의 일부로서 DNR이 적용된다. 경우에 따라서는 DNR에 수액, 수혈, 항생제의 투여, 병원으로의 이송 등을 환자가 거부한다는 내용도 포함될 수 있다.

의학적으로 보아서 불가역적인 상태 (예를 들면 암, 심장병, 치매 등의 말기)에서 경관영양, 수액주사를 하는 것은 대부분의 임상연구에 의해 손해 (감염증, 불쾌감, 심폐기능의 이상 등)를 초래할 뿐 아니라 연명효과도 없는 것으로 알려지고 있으며 연명목적으로 행하는 것은 권장하지 않고 있다. 그 경우 중요한 것은 환자 및 가족과의 의사소통을 통하여 의학적인 근거를 가지고 설명할 것과 환자 및 가족에 대한 심리적인 지지를 해주는 것이다.

3) 고령자가 죽음을 맞이함에 즈음하여

고령자의 경우 임종을 맞이하여 통증, 호흡곤란 등 고통을 호소하는 일은 흔히 있는 일이다. 많은 고령환자가 '죽는 것은 두렵지 않다. 단지 괴롭고 싶지 않다' 라고 하소연한다. 그 경우 병의 위중 상태를 잘 이해하고 가능한 객관적으로 환자에게 설명할 수 있도록 유의해야 한다.

4) 좋은 의사－환자 관계를 유지하기 위해

환자가 고령일 때도 자주 대화를 나누어 환자의 병상을 자세히 파악한 후에 의학적 근거에 입각하여 설명을 해주어야 한다. 이때 중요한 것은 환자에게 정직하게 병의 상태와 그에 따른 치료내용을 설명하도록 유의하는 것이다. 그 때에는 환자에 대한 의사소통기술이 요구된다.

5) 환자의 병의 상태 파악

고령자의 말기 치료시 중요한 점은 의학적으로 보아 어느 상태가 치료로 효과를 얻게 되고 어느 상태가 치료로 효과를 얻을 수 없는가를 잘 파악하는 것이다. 또 약의 복용, 수액주사의 변경 또는 검사를 할 때는 그것으로 인한 위험과 효과에 대해 잘 설명하는 것이 중요하다.

6) 다학제팀 관리

다학제팀 관리란 의사, 간호사, 사회사업가, 물리치료사, 작업요법사, 약사 등이 팀을 이루어 환자의 질병상태를 파악하여 이를 근거로 환자를 진단, 치료하는 것을 말한다. 그 때 의사가 팀리더가 되는데 결코 의사가 일방적으로 지시를 내리는 것이 아니라 각 전문가의 의견을 받아들여 가장 좋다고 생각되는 치료계획을 팀 단위로 세워가는 것으로 그 결과 환자의 '삶의 질' 이 개선되었음이 많은 임상연구에 의해서 증명되고 있다. 죽음을 맞이하고 있는 환자에게 호스피스 · 완화의료팀이 할 수 있는 것은 환자의 병의 상태에 따라서 돌보아주는 것이고 결코 환자의 질병의 상태를 조절하는 것이 아니다.

14. 사망확인과 사망직후 의료진의 대응

• 가족에 있어서 어떤 간호였는가 → 사별 후 회복에 큰 영향을 미치므로 가족이

죽음을 받아들일 수 있도록 말기가 되기 전부터 병의 상태에 관해서 잘 설명하여 신뢰관계를 쌓아 둔다.
- 병실에서 심전도 모니터로 감시하면 모니터가 주역이 될지도 모른다 → 모니터에 의한 감시는 간호사실에서 하고 병실에서는 환자와 가족이 마지막 시간을 충분히 함께 보내도록 배려한다.
- 사망확인 후 가족끼리 이별의 시간을 갖게 한다 → 의료진 측에서 가족에 대한 노고의 인사를 건넴으로써 가족에게는 위로가 된다. 병원에서 돌아갈 때까지 환자에게는 생사에 관계없이 인격을 가진 인간으로서 대해야 한다.

환자의 죽음을 의료의 패배라고 생각한다면 임종 환자를 돌보는 것은 의사에게 있어서는 가장 피하고 싶은 진료행위의 하나일지도 모른다. 그러나 인생의 마지막 단계를 담당하는 책임의 중대함을 잊어서는 안 된다.

1) 죽음의 판정

죽음이란 의식이 없고 호흡이 멈추고 심장도 정지하여 신체가 차갑고 눈이 멍해져서 전신을 움직일 수 없게 되는 것이라고 일반적으로 생각되고 있다. 따라서 사망의 판정은 관습적으로 사망의 3징후, 즉 호흡정지, 심정지, 동공확대 및 대광반사의 소실로 이루어진다. 그러나 인간은 생물계에서 죽음을 알고있는 유일한 동물이고 따라서 인간에게 죽음은 특별한 의미가 있다. 인간의 정신활동의 시작은 죽음에 있다고 해도 과언이 아니다. 철학, 종교, 문학, 예술은 죽음의 의미나 견해에 관한 고찰과 표현이고 죽음은 그 시기의 사회·문화와도 분리해서는 생각할 수 없다. 이처럼 한 개인의 죽음이라 해도 남은 자들에게는 큰 영향을 미칠 수 있다.

2) 심전도 모니터는 간호에 필요한가

병실에서 지켜보고 있으면 가족도 환자의 상태변화를 알 수 있다. 그러나 의료인이 병실을 방문하여 남겨진 시간이 많지 않다는 점을 알려주는 것만으로도 가족은 이를 수용하게 되는 경우가 많다. 호흡이 정지되면 가족이 의료인을 불러 준다. 그 때 환자 · 가족은 무엇과도 바꿀 수 없는 귀중한 시간을 보내고 있으므로 분위기를 깨지 않도록 당황하지 말고 사망을 확인한다. 사망시각을 결정할 때에도 의사가 본인의 시계를 보고 선고하는 것이 아니라 환자가 사용하고 있었던 탁상시계가 있으면 그 시계의 시각을 사망시각으로 하고 있다. 어디까지나 주인공은 환자와 그 가족이다. 병실에 모니터가 운반되어오면 가족은 모니터의 파형에 시선이 가서 환자에게 주의가 집중되지 않는다. 모니터가 주역이 되어 버리면 마지막 이별시에 가족이 생각을 충분히 하지 못하고 임종을 맞이하게 되기 쉽다. 기계에 의해 강제적으로 죽음을 받아들이지 않을 수 없게 되어 버린다. 모니터는 간호사실에서의 감시에 머물러야 하는데 가족이 간호사실에 와서 모니터를 들여다보는 경우도 있다. 이때에는 침대 곁에 있는 편이 환자에게는 기쁠 것이라고 얘기해 준다. 모니터가 없어도 돌볼 수 있고 가족에게도 환자의 모습을 제대로 지켜봄으로써 죽음을 받아들일 수 있다.

3) 간호와 유족의 슬픔에서의 회복

사랑하는 사람을 잃은 슬픔에서 회복하기 위해서는 다음의 2가지가 매우 중요하다. 첫째, 사망한 환자가 편안하게 임종을 맞이했다는 것과 둘째, 고인을 위해서 나름대로 할 수 있는 것을 충분히 했다고 느끼는 것이다. 그러기 위해서 가족에 대한 충분한 배려가 이루어져야 한다.

(1) 사망시각

심전도가 편평해진 시각이 아니고 그 시간을 무리하게 지킬 필요도 없다고 생각한다. 가족들이 돌아가셨다고 확인하는 시각을 사망시각으로 하고 또한 가족이 환자의 죽음을 받아들였을 때에 사망확인을 하는 것이 중요하다.

(2) 사망확인

슬픔을 충분히 표출할 수 없고 임종시에 자제력을 잃어 흐트러지는 가족이 있다면 안정을 되찾을 때까지 사망선고를 기다리는 것이 좋다. 가족의 일원이 임종에 참여할 수 없는 경우에는 사망확인을 늦춰줌으로써 「마지막을 볼 수 있었다」는 생각으로 슬픔에서의 회복에 큰 도움이 되도록 해준다.

(3) 사망확인 후

사망한 사람도 아직 인격을 가진 사람으로 대하는 것이 중요하다. 고인에게 가볍게 절을 하고 가능하다면 병과의 싸움으로 괴로움에서 해방된 점에 대해서 위로의 말을 건네는 것이 좋다. 가족에 대해서도 진심어린 말로 「○○씨를 만나서 매우 기뻤습니다」, 「○○씨의 인품이나 인생에서 많이 배웠습니다」, 「가족들도 정말 많이 애쓰셨습니다」 등 환자의 죽음이 괴롭지만 좋은 임종이었다고 가족이 생각할 수 있도록 위로해준다.

(4) 퇴실시

입회한 의사와 간호사가 정중하고 능숙하게 환자를 반듯이 누이고 의복을 갖추어 준 후 잠시 가족끼리 이별의 시간을 가질 것을 전달하고 가볍게 절을 하고 물러난다. 의료인으로부터의 이와 같은 말과 태도에 의해 가족은 큰 위로를 받게 될 것이다.

15. 사후 처치

- 임종이라는 인생최대의 난관에 처하여 중요한 가족이 때를 맞추지 못하는 일이 없도록 한다 → 평소부터 가족과는 의사소통을 잘하여 임종이 얼마 남지 않았고 환자가 어떻게 변화되고 있는가 등을 수시로 전달해 둔다.
- 가족들이 환자가 여행을 떠날 때에(사망시) 입히고 싶다고 가족이 생각한 것을 돌아가신 후에 물어서 당황하지 않도록 한다 → 미리 물어보고 준비하도록 한다.
- 사망확인 후 → 신속하게 환자에게 장착되어 있던 튜브를 정리하고 유해의 변화를 예측하여 출혈이 있는 경우(카데터를 제거했던 부위나 창상, 식도정맥류, 하혈 등) 재빨리 지혈하여 지속적인 출혈에 대비하는 배려가 필요하며 장의사에게 출혈경향이 있는 점을 전달하여 신속하게 대처할 수 있도록 한다.
- 관습・종교 등의 차이로 의례적 행위도 조금씩 변화된다 → 가족에게 납득이 가는 의례가 되도록 방법을 잘 물어두어 가능한 함께 하도록 한다.

1) 간 호

(1) 목적

① 사후의 변화로 생기는 외관의 변화를 가능한 눈에 띄지 않게 생전의 모습에 가깝게 한다.

② 시신으로부터 감염증이 퍼져 나가는 것을 예방한다.

2) 사후 처치의 실제

(1) 죽음 직후

① 의사에 의해 사망확인이 이루어진 후 의료인은 시신에 조용히 합장하고 묵례한다.

② 가족이 충분히 슬퍼할 시간을 주는 것도 필요하며 산소마스크나 심전도 모니터 등 시신에서 바로 떼어낼 수 있는 것만 신속하게 제거하여 본래 그 사람에 가까운 모습으로 가족과 보낼 수 있도록 배려해야 한다.

③ 가족이 환자와 대화의 시간을 보낼 수 있도록 의료인은 퇴실하며 가족에게는 이후 사후 처치가 행해질 것을 알려주고 얼마 후에 하면 좋을지 상담한다. 그리고 대강 그 시각을 확인하고 그 때까지 환자가 갈아입을 옷이나 타월, 화장품, 몸에 지녀주고 싶은 것을 준비하도록 전달한다.

④ 처치 종료후 시신을 어디로 옮길지 가족에게 확인한 후 시신 이송처의 주소, 이송방법, 마중시간을 전해 듣는다.

(2) 처치에 들어가기 전에

① 처치에 들어가기 전에 종교・관습・의례에 관해 알아보고 가능한 희망에 따르도록 한다. 그리고 면도나 화장, 머리단장 등에 가족이 함께 참가할 것인가 묻는다. 무리하게 재촉하지 말고 사후 처치는 슬픔・치유의 기회도 되므로 가능하면 가족들과 함께 하는 것이 바람직하다.

② 먼저 창상의 드레싱이나 배설물 처치를 하기 위해서 가족이 참가할 수 있는 단

계가 되면 부를 것을 전하고 일단 퇴실하게 한다.

(3) 체내의 배설물 · 저류물의 제거

① 위 · 기관내

환자의 얼굴을 옆으로 향하게 하여 입 아래쪽에 농반을 대고 심와부 아래를 압박하여 위로 밀어 올린다. 인두 속에는 구토물이나 음식물 찌꺼기가 막혀있는 경우가 있어서 제거하지 않으면 나오지 않는 경우도 있다.

위관이 삽입되어 있을 때는 충분히 흡인하면서 뽑아낸다. 비강에도 구토물이나 혈액, 분비물로 채워져 있는 경우가 있어서 반드시 흡인을 해 둔다. 점막이 상처를 입어 출혈하지 않도록 가제 등으로 구강내의 부착물을 닦아둔다.

② 방광 · 직장내

허리 아래에 종이기저귀 등을 깔고 하복부를 마사지하여 변을 나오게 한다. 하혈하고 있는 경우는 너무 강하게 마사지하면 출혈이 심해진다. 변이 배출되지 않을 때는 끄집어낸다.

치골상부에서 아래를 향해 손으로 눌러서 소변을 배설시킨다. 요도 카데터가 삽입되어 있으면 오줌의 유출이 멎을 때까지 손으로 눌러 배출시킨다. 그 후 카데터를 뽑아낸다.

③ 복강내

복수가 많이 남아 있는 경우는 구멍을 뚫어서 손으로 눌러 충분히 배설시킨다. 나중에 구멍 뚫은 곳에서 복수의 누출이 생기지 않도록 가제를 두껍게 대고 두꺼운 테이프로 단단히 붙여서 기름종이 등으로 덮는다.

(4) 창상의 처치

① **카데터 · 드레인 뽑아낸 곳** : 제대로 지혈한 후 필요시 가제로 압박한다. 테이프가 도중에 떨어지지 않도록 단단히 붙여둔다. 뽑아낸 곳에서 침출액의 누출이

나 출혈이 예상되는 경우 봉합하는 경우도 있다.

② 기관절개구는 튜브를 뽑아낸 후 탈지면이나 가제를 댄다.

③ **장루** : 내용물을 배출시킨 후 봉합하여 닫는다.

④ 인공심장박동기는 꺼내놓는다(화장시 폭발가능). 그 후 가제를 대고 상처가 보이지 않도록 해 둔다.

(5) 전신 닦기

① 가족 중에 함께 할 사람이 있으면 이 단계에서 들어오게 한다.

② **뜨거운 물 준비** : 관습 · 종교에 따라서 다르지만 일반적으로는 세면기에 물을 받아서 그 위에 뜨거운 물을 넣고 물의 온도를 조절한다. 배설물이나 출혈을 처치할 때는 고무장갑을 사용한다.

③ 심전도 모니터의 전극의 흔적이나 테이프 뗀 자국 등은 리무버 등을 사용하여 깨끗하게 닦아낸다.

④ 부종으로 피부가 약해져 있는 경우가 있으므로 닦아내거나 테이프 자국을 닦을 때 상처가 나지 않도록 주의가 필요하다.

⑤ 환자가 장기간 목욕하지 않은 경우 등 더러움이 심한 경우에는 비누를 사용한다.

⑥ 안면의 수염을 환자가 평소 사용하고 있던 면도기로 자른다.

(6) 착의

① 하의는 종이기저귀 · T자 띠 등을 착용하게 하고 배설물 등으로 시신이 더럽혀지지 않도록 한다.

② 가족이 준비한 속옷 · 의복을 입힌다.

③ 옷은 원칙적으로 왼쪽 앞으로 여미게 한다. 가족의 희망에 따르는 형식으로 한다.

④ 특수한 띠 등은 가족에게 묶게 하는데 시신에 안정되지 않는 매듭법은 피하고 외관이 그럴듯하게 보이도록 노력한다.

(7) 외관을 정리

① 의치가 있는 경우는 의치를 넣는다.

② 여자나 소아, 매우 안색이 좋지 않은 사람은 옅은 화장을 시킨다.

(8) 마무리

① 드레싱한 곳에서 삼출액이나 출혈이 없는 것을 확인한다.

② 손톱이 길면 깎는다.

③ 얼굴에는 하얀 천을 덮는다.

④ 새 시트를 전신에 덮고 베드를 깨끗하게 정리한다.

⑤ 사용물품을 정리하고 방을 정리하여 가족과 환자의 대화의 시간을 갖게 한다.

(9) 전송

① 이송시는 다른 환자의 시선을 피하기 위해서 스크린으로 복도를 가리거나 전용 엘리베이터를 사용한다. 전용엘리베이터가 없을 때는 다른 환자가 엘리베이터에 타지 않도록 배려한다.

② 시신 이송차에 동승하는 가족은 사망진단서를 필히 지참하게 한다.

3) 배려해야 할 점

임종의례는 통과의례이며 문화의 표현이다. 문화는 사람들의 사상・소원이 담겨진 표현이므로 가족과의 의사소통을 통하여 가족과 함께 진행하는 것이 바람직하다. 그렇게 함으로써 가족은 고인에 대한 역할을 하는 만족감과 동시에 통과의례를 할 수 있는 것이다.

제 2 장

호스피스 · 완화의료

Hospice & Palliative Care

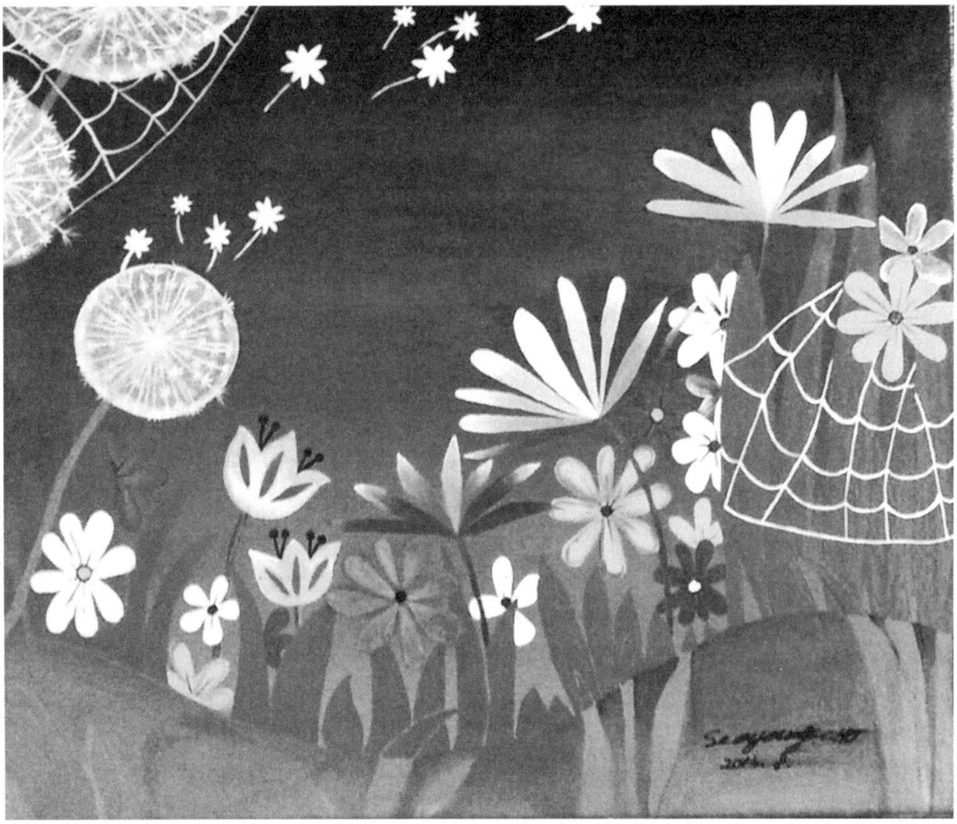

제 2 장

호스피스 · 완화의료

1. 호스피스 · 완화의료의 배경

호스피스의 어원은 라틴어의 호스피탈리스(hospitalis)와 호스피티움(hospitium)에서 기원된 것으로 알려져 있다. 원래 호스피탈리스는 '주인'을 뜻하는 hospes와 치료하는 '병원'을 의미하는 hospital의 복합어로서 '주인과 손님 사이의 따뜻한 마음과 그러한 마음을 표현하는 장소'의 뜻을 지닌 호스피티움이라는 어원에서 변천되어 왔다. 오늘날 널리 사용되고 있는 현대적 의미의 호스피스 개념은 영국 여의사 시실리 손더스에 의해 시작되었으며 웹스터 사전(1972년)에는 '여행자를 위한 숙소 또는 병자, 가난한 사람들을 위한 집'으로 설명하고 있고 미국호스피스협회(NHO)에서는 '말기환자와 가족에게 입원간호와 가정간호를 연속적으로 제공하는 프로그램'으로 정의하였다. 이를 종합하면 호스피스란 '말기환자와 그 가족을 위한 프로그램으로 편안하게 죽음을 맞이할 수 있도록 의학적으로 관리함과 동시에 말기에 발생할 수 있는 여러 가지 부정적 증상을 경감시키기 위해 신체적, 정서적, 사회적, 영적으로 도우며 사별가족의 고통과 슬픔을 경감시키기 위해 지지와 격려를 제공하는 총체적인 돌봄'이라고 할 수 있다.

호스피스는 죽음에 대한 부정과 회피가 아니라 적극적으로 긍정 및 이해함으로 죽음에 대한 새로운 사회적 가치관과 문화를 창출하게 된다. 고통과의 싸움, 비탄에 잠김, 수동적 안락사 등이 죽음에 대한 개념이며 이러한 태도는 사회적 퇴행과 개인의 소외를 야기한다. 이와 같은 환자의 죽음과 관련된 인간적 문제에 대한 걱정 이외에 전반적인 사회, 경제적 구조변화 역시 호스피스를 촉진케 하는 또 다른 원인이 되고 있다.

즉, 호스피스의 초기에는 환자를 중심으로 한 철학적, 종교적 가치관과 개념이 주가 되었으나 의료자원의 효율적 배분이 문제가 되고 있는 현재에는 본래의 철학적 개념보다도 호스피스의 경제적 효율성에 더 관심이 모아지고 있다.

호스피스・완화의료란 '치료가 어려운 말기질환을 가진 환자와 가족을 대상으로 통증 및 신체적, 심리적, 사회적, 영적 고통을 완화하여 삶의 질을 향상시키는 전문적인 의료서비스'로서 호스피스・완화의료에서 제공하는 주요 돌봄은 다음과 같다.

1) **통증 및 신체적 돌봄**

   통증, 호흡곤란, 구토, 복수, 부종, 불면 등 고통스러운 신체증상 조절

2) **심리적 돌봄**

   환자와 가족의 불만, 우울, 슬픔 등의 심리적 고통 완화

3) **사회적 돌봄**

   경제적, 사회적인 어려움을 파악하여 가능한 자원을 총동원하여 지원함

4) **영적 돌봄**

   삶의 의미, 죽음에 대한 두려움 등에 의한 고통을 경감시키기 위해 노력함

5) **임종 돌봄**

   임종 시기의 신체적, 심리적 고통을 완화시키고 가족이 임종을 준비할 수 있도록 지지

6) **사별가족 돌봄**

   사별후 가족이 겪을 수 있는 불안, 우울 등의 어려움을 극복할 수 있도록 도움

이 같은 지원은 환자의 경제적 여건과는 관계없이 하루 24시간 어느 때라도 제공되어야 한다. 또한 말기환자가 겪는 신체, 심리, 영적 고통을 해소하기 위해서는 대상자의 신체적 문제뿐 아니라 심리적, 사회적, 영적인 상태를 이해하고 적절한 도움

을 주는 전인적 돌봄이 제공되어야 하며 이를 위해 각 분야별 전문가로 이루어진 다학제팀이 필요하다.

다학제팀이란 의사, 간호사, 사회복지사, 성직자, 전문치료사(물리치료, 작업치료, 음악치료, 미술치료 등), 영양사, 약사, 자원봉사자 등 다양한 전문가들로 이루어진 팀을 말하며 상황별로 환자의 통증과 증상 조절, 환자와 가족의 삶의 질 증진을 위해 전인적인 돌봄을 제공한다.

다학제팀의 전문가별 역할을 살펴보면 다음과 같다.

1) **호스피스 조정자**

호스피스 팀원의 활동을 감독하고 조정하며 호스피스 돌봄도 직접 제공하고 호스피스 팀회의를 주관한다.

2) **의사**

의학적인 상태에 기반하여 환자에 대한 치료계획, 의사결정을 시행하며 통증 및 신체적 증상조절 등을 담당한다.

팀원들에게 의료정보를 제공하며 지속적인 교육체계를 확립하고 실시한다.

3) **간호사**

환자와 가족에게 신체적 · 정서적 돌봄, 환자와 가족 교육, 환자에게 필요한 환경조성 등 전인적으로 환자의 돌봄에 관련된 사항을 조정한다.

4) **간호조무사**

운동, 구강 간호, 식사보조 등으로 환자와 밀접한 관계를 맺으며 업무를 수행한다.

5) **영양사**

환자의 영양에 대한 요구를 보조하며 질병의 단계나 정도에 따라 음식을 제공한다.

6) **약사**

통증조절과 증상완화를 위한 조제 및 투약을 담당한다.

7) **사회복지사**

환자와 가족의 심리사회적, 경제적, 지역사회자원 연계문제(욕구) 등을 사정하

호스피스의 진정한 의미

얼마 전까지만 해도 일반인들에게 낯선 개념이었던 호스피스가 이제는 말기환자와 그 가족을 위한 하나의 대안으로 받아들여지고 있다.

필자는 약 30여년 전부터 당시 개념적 수준에 머물러 있었던 호스피스를 활성화하기 하기 위하여 호스피스의 구체적인 업무의 표준화와 체계화를 위해 노력해 왔다.

특히 호스피스가 건강보험에 포함될 것을 일관되게 주장하여 왔으며 이에 대비한 호스피스 수가체계를 개발한 바 있다. 그 결과 필자를 포함한 많은 호스피스 전문가들의 노력에 의하여 지금은 많은 병원과 전문기관에서 호스피스가 시행되고 있으며 2015년 7월부터 호스피스 · 완화의료 건강보험수가가 적용되기 시작하였고 지속적으로 개발되고 있다.

그러나 이와 같이 호스피스가 의료제도의 한 부분으로 자리매김하는 대신 그 본래의 정신이 효율성에 묻혀 점차 잊혀지고 있어 호스피스 자체가 하나의 형식적 의료행태가 되고 있는 것이 아닌지 경계해야 할 일이다.

호스피스의 출발점은 사랑이다. 그리고 그 사랑은 호스피스 · 완화의료팀들에 의해 구현되어 환자에게 베풀어진다.

우리는 톨스토이의 작품 안나 카레리나에서 이와 같은 호스피스의 정신을 찾아볼 수 있다. 소설 속에서 주인공인 레빈의 아내 키티가 레빈의 막되어 먹은 형 니콜라이를 돌보는 장면은 감동적이다. 죽음을 맞이하는 자리는 불결과 불쾌함으로 차 있으며 니콜라이의 표정은 끝까지 잔인하며 혐오로 일그러져 있다. 그러나 키티는 니콜라이의 끔찍한 몸을 돌보며 청결과 질서와 평온을 끌어드린다.

그녀는 상황의 외면적 특징에만 관심을 한정시키는 것이 아니라 니콜라이의 타락한 기질을 뚫고 들어가 다정함과 배려를 누릴 자격이 있는 영혼으로 본다. 그녀는 나락에 떨어진 영혼에서 당당함과 인간 내면의 자랑스러움, 그리고 존엄성을 발견한다. 물론 이러한 예는 매우 극적이며 일상생활에서 보기 드믄 완벽한 사랑이다. 우리의 대부분은 이러한 사랑의 경계면에서 멀리 떨어져 있다.

차라리 우리가 경험하는 사랑은 아리스토텔레스가 니코마코스 윤리학에서 말한 필리아(philia)에 가까울 것이다. 그는 필리아를 자기 자신이 아니라 남을 위해 선한 일을 하고자 하는 욕망으로 정의하고 있으며 그 본원은 상대방, 즉 제2의 자신을 통해 스스로의 행복을 추구하고자 하는 노력으로 보았다.

아리스토텔레스는 이러한 결론을 과연 자연 과학자인 그답게 주위사람들에 대한 광범위한 관찰을 통해 귀납적으로 얻었으며, 때문에 우리 모두에게 더욱 설득력있게 다가온다.

이처럼 사랑이 순수한 기독교적 모티브에 의한 것이든 이타심의 발로로 개인의 행복을 지향하는 것이든 사랑은 상대방에 대한 배려가 필수적인 것만은 사실이다. 기쁨과 근심의 공유, 나와 상대방의 정서적 · 정신적 감응, 상대방과 나의 정체성의 확인으로 발견되는 존엄성 등이 모두 사랑의 속성인 배려에서 출발되는 값지고 아름다운 경험인 것이다.

– 조현 (2010)

여 개별상담, 집단상담, 사별가족상담 등을 시행하며 전인적인 치료가 될 수 있도록 지원한다.

8) **종교인**

환자와 갸족이 영적 고통(죽음에 대한 두려움, 절대자에 대한 죄책감, 소외감 등), 영적 갈등이 감소할 수 있도록 하고 영적 요구가 충족될 수 있도록 하는 상담을 한다.

9) **전문치료사**

대체요법(미술치료, 음악치료, 원예치료 등)을 통해 환자와 가족이 치료과정에서 느끼는 스트레스와 불안 등에 적극적으로 대처할 수 있도록 하고 통증에너지를 긍정적인 에너지로 전환할 수 있도록 돕는다.

10) **자원봉사자**

다학제팀을 도와 환자 및 가족을 지지하며 실제적인 도움(목욕, 말벗, 기도봉사 등)을 제공하여 말기 환자의 육체적 정신적 고통완화에 도움을 준다.

2. 호스피스・완화의료의 철학

호스피스・완화의료는 말기환자와 그 가족들을 돌보고 지지한다. 환자가 죽음의 과정을 겪는 동안 가족도 함께 그 모든 과정을 겪으며 아픔을 함께하기 때문에 가족에게 예측되는 상실과 슬픔도 준비할 수 있도록 도와야 한다. 말기환자의 여생을 연장시키거나 단축시키지 않으며 살 수 있는 만큼 잘 살다가 자연스럽게 생을 마감할 수 있도록 돕는다. 또한 남은 삶에 대한 고마움과 의미를 생각하게 하여 삶을 긍정적으로 수용하고 죽음을 삶의 일부로 자연스럽게 받아들이게 한다.

따라서 호스피스・완화의료는 환자와 가족의 요구에 맞추어 가능한 모든 자원을 이용하여 신체적, 사회적, 심리적, 영적 요구를 충족시키고 지지하여 죽음을 잘 준비하게 한다.

말기환자로 하여금 소외된 채 외롭게 죽음을 맞이하지 않고 마지막 순간까지 인간

답게 가치있는 삶을 살 수 있도록 사랑으로 돌보는 것이다.

3. 호스피스 · 완화의료의 역사

호스피스 활동은 중세에 성지 예루살렘으로 가는 사람들을 위하여 하룻밤 편히 쉬도록 한 것에서 비롯하여 아픈 사람과 죽어 가는 사람들을 위해 숙박소를 제공해 주고 필요한 간호를 베풀어 준 것에서부터 시작하였고 중세 이전의 고대에서도 호스피스의 의미로 여행자들을 돌본 흔적을 볼 수 있다.

1) 고 대

기원전 6세기의 인도에 남아 있는 기록에 의하면 불타(佛陀)는 10개 마을에 1명의 의사를 두도록 하였으며 가난한 사람이나 불구자를 위해 숙사(宿舍)를 세웠고 실론에는 기원전 438년에 병원이 존재하였다는 기록이 남아 있으며 병원에서 호스피스의 역할을 하였음을 알 수 있다.

초기의 인도 병원은 아소카왕(273-332 B.C.)에 의해서 세워진 18개소의 시설이 있는데 이들 시설은 오늘날의 병원 또는 호스피스와 유사하다. 고대 이집트의 의료적 처치는 거의 가정에서 이루어졌으나 때로는 병원이나 진료소 같은 곳에서 치료나 주문을 외우는 것 등이 시행되기도 하였다.

그리스에서 여행자들은 언제나 제우스 신(神)의 보호 아래 있으며 그들에게 의·식·주를 제공하는 풍습이 있었으며 로마에서도 주인과 손님 사이에는 특별한 관계가 있어 쥬피터 신의 축복을 받는다고 믿었다. 이 같은 태도와 풍습에서 병자에 대하여도 그리스와 로마에서는 애스쿨라피아(Aesculapia)라는 성전이 치유의 성전으로 되어 있고 후기 로마와 초대 그리스도교 시기에는 성지순례자들에게 거주지를 제공함으로써 인도주의적인 봉사활동을 해오던 제노도키아(Xenodochia)가 있었다. 4세기 후반기의 파비올라는 그리이스 언어를 사용하는 부속진료소(Nasocomia)의 간호사와 후원자로 일을 하였으며 특히 거지와 행려 병자들, 의탁할 곳 없는 자들을 돌보았고 많은 제자를 양성하여 그의 사후에도 병원이 계속되었다.

2) 중 세

중세 시대에는 성지순례자나 여행자가 성지 예루살렘으로 가는 도중 쉬어가는 휴식처라는 의미의 호스피스가 아픈 사람과 죽어가는 사람들을 위해 숙박소를 제공해 주고 필요한 돌봄을 베풀어 준 것으로 시작되었다. 십자군 운동 시기에도 호스피시아(Hospitia), 즉 여행자의 휴식처로 음식, 옷 등을 제공하기도 했고 이 활동을 지속하기 위한 수도회가 창설되었다.

이 중에서 성 아우구스틴 수도회의 성 버나드가 A.D. 962년 알프스지방에 세운 대성(大聖) 버나드 호스피스(The Hospice of Great St. Bernard)와 소성(小聖) 버나드 호스피스(The Hospice of Little St. Bernard)를 들 수 있다. 당시의 성지순례자들은 특별한 존경심을 받았으며 사람들은 이들에게 세심한 간호를 제공하고 그들의 축복과 기도를 청하기도 하였는데 이는 임종 직전의 환자에게는 천국의 문이 열려있다는 중세인의 신앙심 때문이었다. 1096년 시작된 십자군 원정으로 호스피스 활동은 급속하게 퍼져나가 길가나 주요 강의 나루터 등에 병원이나 호스피스가 세워져 아픈 사람이나 피곤해 쓰러진 십자군들의 간호에 임하게 되었다. 성요한 수도회의 수녀들에 의해서 여성 환자들을 위한 호스피스가 운영되었는데 이 곳이 '성 마리아 호스피스'로 알려진 곳이다.

3) 근 대

근대적인 호스피스는 1815년 아일랜드 수도의 더블린에서 Mary Aikenhead가 말기 환자를 돌보기 위해 설립한 '자비의 수녀회'로 볼 수 있다.

시슬리 손더스는 정신적, 신체적 통증 완화의 중요성을 깨닫기 시작하여 성 요셉 호스피스에서 호스피스에 대한 원칙을 기반으로 현대 호스피스의 초석을 만들었으며 이 프로그램을 발전시켜 성 크리스토퍼 호스피스에 도입시켰는데 이것이 현대 호스피스 운동의 시초가 된다.

17세기 초 플리드너 목사가 카이저스베르트에 여집사단을 창립하여 첫 프로테스탄트 병원을 설립하고 간호 수녀회를 창립하여 소외되고 병든 자, 임종자들을 돌보도록 했다. 현대 간호의 창시자인 나이팅게일은 여집사단에 3개월간 머물면서 실습을 하고 파리의 '자비의 수녀회'에서 배우고 크리미아 전쟁에 참가했었다.

시슬리 손더스가 1963년 미국을 방문하여 호스피스에 대한 강연으로 호응을 받은 이후 1968년 Yale New Heaven에서 재가 호스피스를 수행한 것이 미국 호스피스의 시작이었다. 1971년 커넥티커트에서 가정 호스피스가 시작되어 1979년에는 44개 병상의 입원 시설을 갖추고 환자를 돌보기 시작하였고 1975년 두 번째 호스피스 프로그램으로 뉴욕의 성 누가 호스피스에서 호스피스 케어가 제공되었다.

1978년 National Hospice Organization(NHO)을 결성하고 호스피스의 정의, 철학, 목적, 특징과 함께 호스피스 프로그램의 원칙과 표준을 마련하였다. 1982년에는 미국의회에서 인간적인 건강관리를 위한 호스피스 법규가 통과되었다.

4) 현 대

WHO의 기관지 World Health(1982년 12월호)에서 호스피스 운동의 창시자 중의 한 사람인 시슬리 손더스는 현대 호스피스의 배경을 다음과 같이 설명하고 있다.

「중세 호스피스는 순례자와 나그네들이 환영받는 곳이었다. 상처를 입었거나 쇠약해진 길손이 보살핌을 받고 건강을 회복하여 다시 여행을 계속할 수 있게 되는 '새 삶을 찾는 집'이었다. 특히 길고 고생스러운 성지순례 길에서 많은 사람들이 병을 얻거나 죽기까지 하였는데 호스피스는 이들이 쉬고 새 삶을 찾는 피난처였다. 근대에 들어와서 아일랜드의 「자비의 수녀회」 수녀들이 중세 호스피스를 계승하여 1879년에 더블린에 성모 호스피스(Our Lady's Hospice)의 문을 열었고 1905년에는 런던에 성 요셉 호스피스를 세웠다. 이 두 호스피스에서는 많은 장기 환자를 수용했고 그 중에 죽어가는 환자들을 특별히 보살피게 되자 호스피스는 임종환자를 보살피는 곳이라는 뜻으로 정착하여 사용하게 되었다. 현대의 호스피스는 불치의 병뿐만 아니라 임종환자들의 삶의 질 향상을 목적으로 구성된 숙련된 돌봄공동체로 환자와 환자가 세상을 떠난 후 유가족으로 남을 그의 가족도 보살핌의 대상으로 하는 것이다.」

1950년대 런던의 '성 루가 호스피스'와 '성 요셉 호스피스'에서 말기암환자의 통증 완화를 위한 연구가 진행되어 정신치료제, 항암요법, 통증을 경감시키는 방사선요법 및 통증임상학 등을 개발하였다.

이렇게 현대 호스피스는 만성 통증의 본질에 대해 관심을 갖기 시작했고 고통을 경감시키는 치료 방법을 찾으려고 노력했다. 호스피스는 환자의 증상과 느낌을 민감하게 인식하여 환자가 신체적, 정신적, 사회적으로 제한된 삶을 최대한 품위있게 살 수 있도록 돌봐줌을 목적으로 한다.

4. 호스피스 · 완화의료의 유형

1) 독립형 호스피스(Free-standing Hospice)

독립운영체제를 가지고 있으며 시설 호스피스라고 불린다. 가정적 환경으로 팀은 기관의 자체방식으로 구성되며 환자의 기존 주치의가 인계되어 진료하거나 호스피스 의사가 고용되어 환자를 돌볼 수 있다. 영국의 경우 80% 이상이 독립형 호스피스이며 우리나라의 경우 대표적으로 샘물호스피스와 성모꽃마을호스피스, 정토마을 호스피스가 있다.

독립형 호스피스는 호스피스의 기능을 충실히 수행할 수 있는 가장 이상적인 형태로 가정과 같은 분위기 및 환경조성에 유리하나 초기 투자비가 많이 들며, 의료서비스 제공의 제약이 있으나 환자와 가족의 선호도가 높다.

독립형 호스피스의 장 · 단점은 다음과 같다.

장 점	단 점
• 입 · 퇴원이 간단하고 용이하다. • 병원 내 시설보다 의료비용이 적게 든다. • 조용한 환경과 분위기를 가질 수 있다. • 가정과 같은 분위기 및 환경조성에 유리하다. • 환자의 생활환경이 매우 좋다. • 환자의 삶의 질과 간호의 질 향상에 유리하다. • 환자와 가족은 시설 및 환경 측면에서, 의료진들은 운영면에서 만족도가 높다.	• 투자비가 많이 든다. (건물, 의료기기 및 장비 등) • 종합병원과의 연계에 불리하다. • 의료서비스의 제공에 제약이 있다. • 합병증이나 응급사태 발생시 불리하다. • 시설 위치에 따라 자원봉사자와의 연계가 어렵다.

2) 병원 내 병동형 호스피스(Hospice Unit within a Hospital)

최근 들어 완화병동(Pallative Care Unit)으로 불리기도 한다. 이 유형은 기존 병원의 진료진과 의료시스템, 장비 등을 활용할 수 있다는 점에서 유용하나 직원이나 사람들이 죽음의 장소로 볼 수 있는 부정적 측면이 있고 우리나라에서는 가톨릭 성모병원, 부천성가병원, 계명대 동산의료원 등이 있다.

환자의 생활 및 의료환경이 뛰어나고 재정이나 전문적 의료서비스의 내용은 좋으나 경제적으로 어려운 환자는 비교적 이용하기 어렵다.

병원 내 병동형 호스피스의 장·단점은 다음과 같다.

장 점	단 점
• 독립형 호스피스의 단점을 대부분 보완시켜준다. • 소규모의 투자와 최소의 시간으로 시행할 수 있다. • 기존 의료시스템을 사용할 수 있다. • 의료서비스 제공이 유리하다. • 합병증이나 응급사태 발생시 유리하다. • 호스피스 프로그램이 기타 요인으로 중단되더라도 병원 전체에 손실이 적고 만성기 병동과 같은 다른 목적의 공간으로 전환할 수 있다. • 교육 및 훈련을 통하여 기존 의료인력을 이용할 수 있다. • 호스피스 간호사가 소진될 경우 비교적 쉽게 간호인력을 대치시킬 수 있다.	• 가족, 방문객, 의료진을 위한 충분한 공간 확보가 어렵다. • 가정과 같은 분위기의 조성이 비교적 어렵다. • 자연친화적 공간 확보 및 기존 공간과의 연계가 어렵다. • 일반병동 및 타부문과의 공간분리가 필요하다. • 외래 및 입원환자 등과의 혼재로 동선의 분리가 필요하다. • 타병동에 비해서 인력이 더 요구된다. • 인력비용이 추가된다.

3) 병원 내 산재형 호스피스(The Inpatients Scattered-bed Consultative)

병원 내 호스피스팀 활동으로서 독립된 병동을 갖고 있지 않으나 각 분야별로 구성된 팀에 의하여 일반병실 혹은 주간 진료소를 이용하여 말기환자를 돌보는 형태로 다른 일반 환자들과 생활해야 하는 문제점이 있다.

병원 내 산재형 호스피스의 장·단점은 다음과 같다.

장 점	단 점
• 추가 투자가 필요하지 않으며 팀 구성 즉시 시작할 수 있다. • 빈 병상이 남아있을 경우 빈 병상을 활용할 수 있다.	• 환자 특성을 고려한 공간 및 환경 조성이 어렵다. • 가정과 같은 분위기의 조성이 불리하다. • 자연친화적 공간 확보와 연계가 어렵다. • 호스피스 환자와 가족공간이 부족하다. • 의료진의 전문성이 결여될 수 있다. • 환자의 삶의 질과 간호의 질이 좋지 않다. • 방문시간 등 병원의 규정에 맞추어야 하는 어려운 점이 있다. • 호스피스 환자는 회복하여 퇴원하는 일은 거의 없으며 다른 환자가 회복되어 퇴원하는 것을 보는 것이 호스피스 환자에게 심리적 불안을 가중시킬 수 있다.

4) 병원 내 독립형 호스피스(Free-standing Hospice within a Hospital)

병원 내 독립시설을 가지고 호스피스를 수행하는 유형으로 독립형 호스피스와 병원 내 병동형 호스피스의 혼합형으로 장·단점을 보완하는 유형이다.

병원 내 독립형 호스피스의 장·단점은 다음과 같다.

장 점	단 점
• 독립형 호스피스와 병원 내 호스피스 병동의 단점들을 대부분 보완시켜준다. • 입·퇴원이 비교적 간단, 용이하다. • 가정과 같은 분위기 조성 및 자연친화적 공간확보와 연계에 유리하다. • 환자, 가족, 의료진의 만족도가 높다. • 병원은 외래 및 입원환자 위주의 시설임에 반해 말기환자만을 위한 시설이 가질 수 있는 좋은 환경을 유지할 수 있다. • 종합병원과의 연계에 유리하며 체계적이다. • 기존 의료시스템을 사용할 수 있다. • 의료서비스 제공에 유리하다. • 합병증이나 응급사태 발생시 유리하다. • 의료인력 운용에 비교적 유리하다. • 호스피스 프로그램이 중단되더라도 병원 전체에 손실이 적고 통증 클리닉과 같은 다른 목적의 공간으로 전환할 수 있다.	• 대규모의 투자비가 필요하다. • 의료비가 비싸다.

5) 가정 호스피스(Hospice Home Care)

호스피스 요원이 환자의 가정을 방문하여 돌보는 형태로 전 세계적으로 널리 이용되고 있는 보편적인 유형이다. 소요경비가 적게 들고 환자는 자신의 집이라는 편안한 환경에 있을 수 있는 장점이 있으나 가족의 부담이 크다는 단점이 있다.

가정 호스피스의 경우 장소의 제약을 받지 않고 시설이 필요치 않으며 자원봉사자나 사회복지사의 활용이 용이하나 전문 의료서비스의 제공이 부족하고 재정적으로 취약한 형편이다.

간호사나 자원봉사자가 가정에 직접 찾아가 돌보아 주는 것으로 독자적으로 운영되기도 하고 병원에 부속되어 있는 경우도 있다. 그리고 환자에게 새로운 증상이 나타나거나 처치의 필요성이 있을 때는 전문시설을 이용하기도 한다.

과거에는 대부분의 사람들이 가정에서 가족에게 둘러싸여 임종을 맞이하였다. 오늘날에도 많은 환자들이 가정에서 가족들과 함께 마지막을 보내기를 소망하지만 대부분 병원과 같은 시설에서 임종을 맞이하게 된다. 가정 호스피스에서는 환자가 가정에서 임종을 맞이할 수 있도록 도와주며 의료비를 절약하는 장점이 있다.

5. 호스피스 · 완화의료 대상질환(WHO)

호스피스 · 완화의료의 대상질환은 말기암을 포함하여 만성질환으로 다음과 같이 확대되어가고 있다.

1) 성인 질환

(1) 암

(2) 후천성 면역결핍증(HIV/AIDS)

(3) 심혈관질환

(4) 간경변, 신부전, 만성호흡부전

(5) 당뇨

(6) 다발성 신경증
(7) 파킨슨병
(8) 알츠하이머치매
(9) 류마티스관절염
(10) 다제내성 결핵

2) 소아 질환

(1) 암
(2) 심혈관질환, 간경변증
(3) 선천성 기형
(4) 혈구면역질환
(5) 후천성면역결핍증
(6) 뇌염, 신장질환

6. 국내 · 외 호스피스 · 완화의료

1) 국 내

1965년 3월 15일 강원도 강릉에서 호주의 자원봉사 의사 1명과 '마리아의 작은 수녀회' 수녀 4명(간호사, 방사선사, 검사실 기사, 약사) 및 직원 22명으로 갈바리 의원이 세워져 임종자들을 간호하기 시작한 것이 우리나라 호스피스의 효시였다고 할 수 있다. 1978년 의원 내에 '요셉의 집'이라는 임종방을 마련하여 주변의 어려운 환자를 돌보았으며 1981년도에는 14개의 침상을 마련하여 지속적인 24시간 호스피스 입원실을 운영하면서 정기적인 가정방문 간호를 실시하였다.

1981년 8월 가톨릭대학교 의과대학과 간호학과 학생들 중심으로 학생호스피스 활동이 시작되었고 같은 해 10월에는 가톨릭대학교 의과대학 성모병원에서 내과병동 암환자를 중심으로 간호집담회를 열어 1982년 6월부터 호스피스 활동모임이 시작되었다.

1987년 3월에는 서울성모병원과 강남성모병원에 호스피스과가 개설되었고 1988년에는 성바오로병원 호스피스과가 신설되었으며 10월에는 강남성모병원에 10병상의 호스피스 병동이 신설되었다. 또한 같은 해 세브란스 암센터와 춘천 성골롬반의원에서 가정호스피스 활동을 시작하였다.

1990년 2월에 가톨릭사회복지회에서 가정호스피스 프로그램을 시작하였으며 1992년 3월, 한국가톨릭호스피스협회가 창립되었다. 1995년 10월에는 가톨릭대학교 간호대학에 WHO 인정기관인 호스피스 교육연구소가 개설되어 전문교육과 기타 프로그램을 운영하고 있다.

연도별 호스피스·완화의료 설립 및 주요 사건을 살펴보면 다음과 같다.

년 도	주요 사건
1965	강릉 갈바리의원 개원
1998	한국호스피스·완화의료학회 창립
2003~2004	보건복지부 호스피스·완화의료 시범사업 시행
2005	보건복지부 호스피스·완화의료 지원사업 시행
2006	'암정복 2015' 발표
2008	보건복지부 말기암환자 완화의료전문기관 지정
2009	호스피스·완화의료 수가 시범사업 시행
2011	암관리법 개정 - 말기암환자 완화의료 법적 근거 마련
2013	보건복지부 호스피스·완화의료 활성화 대책 발표
2014.1	상급종합, 종합병원 말기환자 병원체계 관련평가 기준 신설
2015.7.15	호스피스·완화의료 건강보험급여 적용 시작
2016.3	가정호스피스 수가 시범사업 시작
2016.8	요양병원 호스피스·완화의료 수가 시범사업 시작

2) 국 외

(1) 미 국

메디케어(Medicare)에서 호스피스를 위해 예산을 사용할 수 있고 민간 보험회사들에게도 메디케어, 메디케이드의 호스피스를 위한 자원이 제공된다. 또한 보험이 없거나 보험액이 적은 환자들은 본인이 직접 서비스에 대한 비용을 지급하였다.

① 메디케어 호스피스 급여 제도

메디케어 호스피스 제도의 급여 자격, 서비스 범위, 수가 등은 다음과 같다.

* 메디케어 호스피스 급여를 받을 수 있는 조건은 다음과 같다.

ⓐ 메디케어 파트 A (hospital insurance) 급여자격이 있고 주치의와 호스피스 의사가 말기질환이고 질병이 진행될 경우 기대여명이 6개월 미만이라고 증명해야 한다.

ⓑ 말기질환을 치료하기 위한 메디케어 급여 대신에 호스피스·완화의료를 선택한다는 서명을 해야 한다.

ⓒ 메디케어로부터 승인받은 호스피스·완화의료를 받을 경우 서비스로는 의사의 치료, 증상 및 통증 조절, 가정간호서비스, 물리치료, 작업치료, 사회복지서비스, 영적 상담, 가족상담, 단기 케어 등 다학제팀에 의해 제공되는 의료에 대한 급여서비스 등이 있다.

ⓓ 수가는 서비스 제공 장소 및 중증도에 따라 일반 가정간호, 지속적 가정간호, 일반 입원간호, 단기 입원간호 4가지로 구분되며 1일당 일정한 금액이 정해져 있다.

- 일반 가정간호 : 생활보조시설이나 장기요양시설을 포함하여 환자가 1차 거주하는 곳에서 받을 수 있는 서비스
- 지속적 가정간호 : 일반 가정간호와 같이 가정에서 일당 8-24시간 동안 제공되는 서비스로 수가는 시간당 산정하며 케어의 50% 이상이 간호사에 의해 제공
- 일반 입원간호 : 가정에서 관리될 수 없는 경우 이용하게 되며 독립시설형이나 일반병원의 병동이나 병상에서 서비스 제공
- 단기 입원간호 : 환자를 돌보는 보호자 휴식을 위해 제공되는 서비스로 한번에 5일까지 이용가능

메디케어 호스피스 서비스를 이용하는 환자의 본인부담은 원칙적으로 없으나 가족의 휴식을 위한 단기 입원간호의 경우 1일 비용의 5%를 환

자 본인이 부담하고 처방 의약품에 대해서 5%를 부담

ⓔ **호스피스 상한**(hospice two cap) : 메디케어에서 호스피스 급여를 시행하는 목적 중의 하나가 말기에 불필요하게 지출되는 비용을 점감하기 위함이다. 이를 위해 메디케어는 호스피스 급여에 두 가지 상한을 두고 있다. 1) 입원일수 상한(inpatient cap)으로 연간 급여일수 중 입원급여일수가 20% 이상이 될 수 없으며 2) 급여비용 상한(aggregate cap)으로 당해 회계연도의 급여비용이 특정 금액을 초과할 수 없다(2010년 기준).

(2) 일 본

일본의 호스피스・완화의료제도의 도입은 1970년대 영국의 성 크리스토퍼 호스피스에 대한 신문보도와 몇 명의 임상의사들이 호스피스에 관심을 가지고 죽어가는 환자에 대한 팀적 접근을 시도한 것에서 출발한다. 1981년 호스피스・완화의료 병동이 개설되면서 1990년 호스피스・완화의료 건강보험수가 항목이 신설되었으며 1991년에 '전국 호스피스・완화의료 병동 연락협의회'를 결성하여 호스피스・완화의료의 질 향상 및 프로그램 개발 및 보급 역할을 수행하게 된다. 1996년 호스피스・완화의료학회가 설립되었고, 1997년에 '호스피스・완화의료병동이 승인 시설에서의 호스피스・완화의료 케어 프로그램의 기준'이 마련되었다.

호스피스・완화의료제도는 완화의료병동 입원료를 통하여 말기환자 호스피스・완화의료에 대한 보험급여를 실시하여 말기환자에 대한 진료 및 돌봄을 포괄적으로 평가하여 산정하고 있다.

(3) 대 만

대만의 호스피스・완화의료제도의 역사를 살펴보면 1990년 대만의 멕케이기념병원에서 최초의 호스피스・완화의료 병동이 설립되었고 1994년 Buddhist Lotus Hospice Care Foundation이 설립되었다.

1995년 보건부 주관 호스피스・완화의료에 관한 최초의 컨퍼런스를 개최하고 「Taiwan Hospice Organization」이 설립되었다. 1998년 맥케이 기념병원 호스피스・완화의료 센터가 설립되었고 1999년 대만 호스피스・완화의료학회가 설립되었으며 2000년 1월부터 2001년 6월까지 호스피스 · 완화의료 국민건강보험 급부 시범 사업을 실시하였고 마침내 2000년 6월 호스피스 의료조항이 제정되어 공포되었다.

대만의 호스피스 · 완화의료제도는 1995년부터 보건부(건강증진국 암 관리과)에서 호스피스 · 완화의료 관련 단체의 전문가에게 교육비를 지원하였고 1996년부터는 병원 호스피스 · 완화의료 병동에 대한 재정지원 및 국민건강보험으로 가정 호스피스가 실시되기에 이른다. 대만에서는 호스피스 · 완화의료 병동은 병원 내 독립구역에 설치되어야 하고 환자 및 그 가족을 대상으로 의사가 주도하여 팀 접근에 의한 서비스를 종합적이고 연속적으로 제공하여야 한다. 또한 80시간 이상의 호스피스 · 완화의료 관련 교육을 필한 담당 주치의 1인 이상, 1침상당 80시간 이상의 교육을 필한 간호사 1인 이상, 영양사, 약사자문요원 등은 반드시 배치되어야 한다.

가정 호스피스는 반드시 전문의의 진단과 의뢰를 거치도록 하고 의사가 주도하는 팀에 의해 서비스를 제공할 수 있고 의사는 매주 1시간의 방문진료를 실시하고 이때는 전문방문간호사 최소 1인이 동행한다.

대만은 2000년 6월부터 국민건강보험에서 호스피스 · 완화의료에 대한 지급을 개시하여 보험에서 지급되지 않는 부문은 별도의 지불체계에 의해 환자가 비용을 부담하게 된다.

(4) 영 국

1840년 영국의 Elizabeth Fry가 독일의 호스피스 · 완화의료 시설인 카이저스베르트를 방문한 후 영국으로 돌아와 간호학의 창시자인 나이팅게일에게 영향을 주었고 나이팅게일은 그녀의 저서에서 '치유할 수 없는 것을 견뎌야만 된다고 주장하는 것은 간호사에게 가장 위험한 것이다. 인내와 포기는 부주의와 무관심의 또 다른 표현이다.' 라고 했는데 이것은 현대 호스피스 · 완화의료의 주된 개념이기도 하다.

현대 호스피스 · 완화의료 운동의 선구자인 시실리 손더스는 그의 저서에 '고통이란 단지 신체적인 것뿐만 아니라 정서적 · 사회적 · 경제적 · 영적인 것과 관련이 있음을 주장하고 전인적인 이해와 치료가 필요하다' 고 제창하여 호스피스 케어의 초석이 되었다. 1935년부터 성 누가 병원에서는 「진통제의 정규적인 제공」을 치료법으로 실시하였고 시실리 손더스는 이것으로 현대 호스피스 · 완화의료의 통증조절 지침의 기초로 삼았다. 1950년 후반 말기 환자와 관련된 통증조절을 위해 성 크리스토퍼 호스피스를 설립하였고 이는 미국과 캐나다의 호스피스 모델이 되었다. 이곳에서는 초기 호스피스에서의 영적 돌봄 및 정서적 돌봄과 함께 말기질환 관련 증상과 통증조절에 초점을 두었다.

제 3 장

호스피스 · 완화의료 돌봄

Hospice & Palliative Care

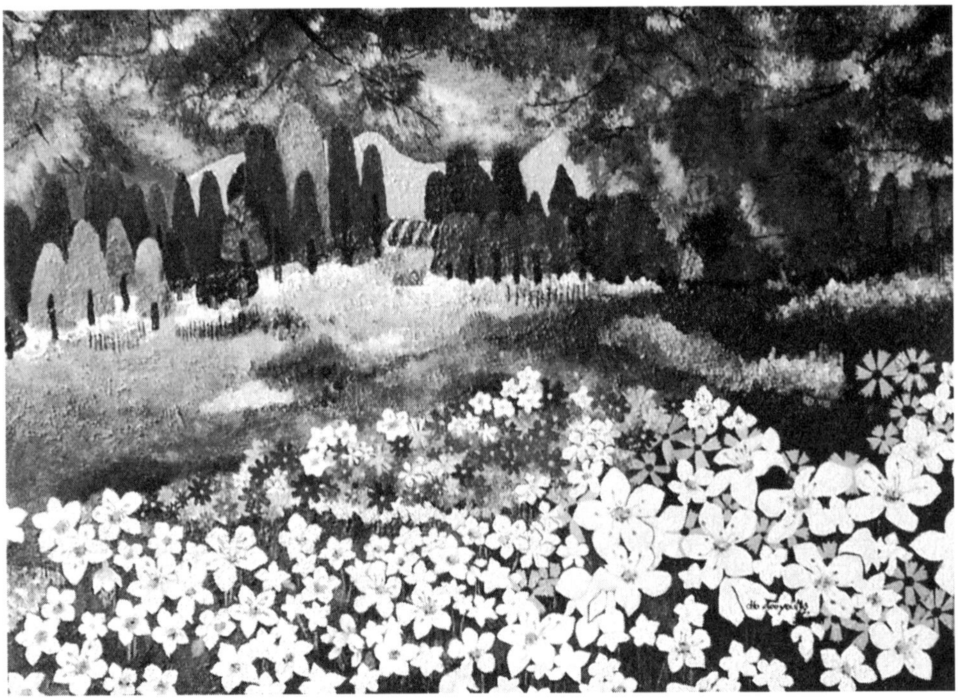

제 3 장

호스피스 · 완화의료 돌봄

1. 신체간호

1) 가려움

(1) 정의

의학에서는 소양이라 하며 가려움을 느끼는 특수한 수용기관이 있는 것은 아니고 피부의 통각을 느끼는 말단 신경의 가벼운 흥분에 의한 것으로 피부의 표층, 표피에 분포한 통각을 느끼는 신경 말단에 비교적 가벼운 기계적 또는 화학적 자극을 가할 때 일어난다.

(2) 증상완화를 위한 돌봄

① 목욕한 후 로션 등 수용성 크림을 하루 2~3번 바른다.

② 목욕시 뜨거운 물 대신 따뜻한 물을 사용한다.

③ 목욕물에 베이킹 소다나 목욕용 오일을 첨가한다.

④ 순한 비누를 사용하여 부드럽게 피부를 씻는다.

⑤ 부드러운 섬유로 만들어진 느슨한 옷을 입는다.

⑥ 방은 시원하게 하고 환기를 잘 시킨다.
⑦ 가능한 많은 양의 수분을 섭취한다.
⑧ 적절한 휴식을 취한다.
⑨ 필요시 의사가 지시한 가려움 없애는 약을 사용한다.

(3) 유의사항

① 목욕시 뜨거운 물을 사용하지 않고 따뜻한 물을 사용한다.
② 피부를 문지르지 않는다.
③ 조이거나 꼭 끼는 옷을 입지 않는다.
④ 이불을 너무 두껍게 덮지 않는다.
⑤ 향료 및 알콜이 들어 있는 제품을 피부에 바르지 않는다.
⑥ 거친 세제의 사용을 금한다.
⑦ 알콜이나 커피를 마시지 않는다.

2) 구강건조

(1) 정의

건강한 성인은 하루에 1~1.5L의 침이 분비되는데 이보다 적은 양의 침이 나오면 입이 건조하다고 느끼게 된다. 또는 입으로 숨을 쉬면서 입 안의 수분이 증발되면 주관적으로 구강의 건조함을 느낄 수 있다.

(2) 증상완화를 위한 돌봄

① 구강을 식염수로 헹구어준다.
② 식간에 고열량 음식으로 보충식을 먹는다.
③ 얼음조각, 설탕없는 껌을 씹는다.
④ 산소를 투여하고 있지않은 상태라면 와셀린을 사용한다.
⑤ 의사의 처방에 의해 인공 타액을 사용한다.

(3) 유의사항

① 구강 간호를 자주 실시한다.

② 신 음식이나 뜨겁고 향료가 있는 음식은 먹지 않는다.

③ 많이 씹어야 되는 질긴 고기, 생야채 등의 음식은 좋지 않다.

④ 입술을 핥는 것을 금한다(이것은 건조와 트는 것을 증가시킬 수 있다).

3) 구강내 출혈

(1) 정의

구강내의 출혈은 외상이나 수술 뒤의 출혈, 종양이나 염증의 궤양면으로부터의 출혈 및 혈액 질환에 따른 출혈이 있고 이는 임상상 특히 중요하다. 혈액 질환은 구강, 특히 치육 출혈이 첫 증상이 되는 경우가 많기 때문에 정확하고도 충분한 임상검사를 하고 확실한 진단을 내리는 것이 중요하다.

(2) 증상완화를 위한 돌봄

① 얼음물로 입안을 부드럽게 헹군다.

② 얼음 조각을 빨고 있도록 한다.

③ 이를 닦으려면 거즈로 싼 막대나 설압자를 이용한다.

④ 음식을 먹고 난 후에 치아를 헹구거나 닦아낸다.

⑤ 딱딱하지 않고 부드러운 고열량, 고단백 음식을 먹는다.

⑥ 딱딱한 과일은 갈아서 먹는다.

⑦ 커피나 차 같은 뜨거운 음료는 혈관을 이완시켜 출혈을 증가시킬 수 있으므로 피한다.

(3) 유의사항

① 칫솔은 사용하지 않는다.

② 구강용 세제를 사용하지 않는다.

③ 의치는 끼우지 않는다.

④ 출혈을 증가시킬 수 있으므로 아스피린 복용을 금한다.

4) 구강염

(1) 정의

항암제는 암 세포뿐만 아니라 정상 세포도 공격하는데 그 중 우리 몸에서 빠르게 성장하는 구강 점막 세포를 파괴하면 입안에 염증이 생길 수 있다. 이로 인해 항암주사를 맞거나 복용할 경우 입안이 헐고 따가운 증상이 나타난다. 항암치료 외에도 암 자체에 의해서 혹은 방사선 치료에 의해서도 외부 세균에 대한 저항력이 떨어지면 입안 염증인 구내염이 발생할 수 있다.

(2) 증상완화를 위한 돌봄

① 의치를 제거하고 설압자를 사용하여 하루에 두 번 정도 구강을 점검한다.
② 젤리 등으로 입술을 촉촉하게 한다.
③ 의사가 금하지 않는다면 적어도 매일 2~3 리터의 음료를 마신다.
④ 비타민을 보충한 고단백 음식을 먹는다.
⑤ 아이스크림 등 차가운 음식 및 음료를 사용한다.
⑥ 부드럽고 양념이 적은 음식을 소량씩 자주 먹는다.

(3) 유의사항

① 거칠고 단단한 칫솔은 사용하지 않는다.
② 구강용 실을 사용하지 않는다.
③ 담배나 알콜을 섭취하지 않는다.
④ 의치는 자극의 원인이 될 수 있으므로 끼우지 않는다.
⑤ 오렌지, 레몬 같은 감귤류의 과일이나 탄산음료는 피한다.
⑥ 딱딱한 빵, 생야채 등 딱딱하거나 거친 음식을 먹지 않는다.
⑦ 후추, 카레와 같이 맵고 향료가 있는 음식은 금한다.

5) 발 작

(1) 정의

발작은 보통 의식을 잃으면서 근육의 움직임이 조절되지 않는 것이다. 대개 발작은 5분 이상 지속되지 않고 발작 후 잠에 떨어지거나 혼돈상태가 수시간 지속된다. 발작은 고열, 두부손상, 뇌척수액의 감염, 대사성 불균형, 척추 및 뇌의 종양으로 기인된다.

(2) 증상완화를 위한 돌봄

① 환자가 침대나 의자에 있는 동안 발작이 일어나면 환자가 바닥에 떨어지는 것을 방지하기 위해 팔로 환자를 감싸준다.

② 환자 곁에 머문다.

③ 조용하게 해 준다.

④ 목 주위의 옷을 느슨하게 한다.

⑤ 발작 지속시간, 발작시 신체의 움직이는 부위를 주의해서 관찰한다.

⑥ 발작이 끝나면 담요로 환자를 덮어주고 휴식하도록 해준다.

⑦ 환자가 발작하려는 징조가 있다면 침대의 옆에 지지대를 대주고 환자가 걷거나 의자에 앉아 있을 때는 환자를 혼자 두지 않는다.

⑧ 필요시 처방에 따른 항경련제를 투여한다.

(3) 유의사항

① 발작하는 동안 환자를 혼자 방치하면 안된다.

② 목과 뻣뻣한 사지를 억지로 돌리면 안된다.

③ 환자의 움직임을 억제하지 않는다.

④ 발작하는 동안 환자의 입을 벌리지 않는다.

⑤ 의사가 오거나 환자가 완전히 깨어나기 전에 환자에게 음식이나 약 등을 주지 않는다.

6) 발 한

(1) 정의

땀샘에서 땀이 분비되는 현상으로 대개는 체온이 높아졌을 때 체온 조절을 위해 교감신경이 땀샘을 자극하여 땀을 피부로 분비하게 된다. 긴장상태나 감정적 스트레스 상황에서 땀이 나기도 한다. 땀은 99%가 물이며 이 수분의 증발열에 의해 체온이 떨어지게 되며 장기간 땀을 많이 흘리게 되면 수분과 염분의 소실이 일어날 수 있다.

(2) 증상완화를 위한 돌봄

① 의사의 지시가 있다면 아스피린이나 타이레놀같은 해열제를 먹는다.
② 옷을 두 겹으로 입어 바깥쪽 옷이 피부에서 습기를 빨아내는 역할을 하도록 한다.
③ 젖은 옷은 가능한 빨리 갈아입는다.
④ 침대를 건조하게 한다.

(3) 유의사항

① 오한을 느끼지 않도록 한다.
② 방이 지나치게 따듯하거나 지나치게 차지 않도록 한다.

7) 변 비

(1) 정의

의학적으로 변비는 배변 횟수가 적거나 배변이 힘든 경우를 의미하며 배변이 3~4일에 한번 미만인 경우로 정의한다. 변비는 연령이 증가하면 그 빈도가 증가하며 남자보다는 여자에서 흔하다고 알려져 있다.

(2) 증상완화를 위한 돌봄

① 일상적인 식이요법에 신선한 과일, 야채, 쥬스 등 고섬유질을 증가시킨다.
② 탈수나 영양 불량을 예방하기 위해 수분 섭취를 증가시킨다. 아침에 신선한 과

일쥬스나 따뜻한 음료를 마시면 특히 도움이 되고 가능하면 운동량을 증가시킨다.

(3) 유의사항

① 대변을 보려고 무리하거나 지나치게 긴장을 주지 않는다.
② 의사와 상의없이는 완화제를 사용하지 않는다.
③ 의사의 처방없이 자주 관장하는 것을 금한다.

8) 부 종

(1) 정의

부종은 조직 내에 림프액이나 조직의 삼출물 등의 액체가 고여 과잉 존재하는 상태를 말한다. 피부와 연부 조직에 부종이 발생하면 임상적으로 부풀어 오르고 푸석푸석한 느낌을 갖게 되며 누르면 피부가 일시적으로 움푹 들어간다.

(2) 증상완화를 위한 돌봄

① 염분 섭취를 제한한다.
② 의사의 처방에 따른 약을 먹는다.
③ 침대에서 쉴 때에는 베개 위에 발을 올려놓는다.
④ 의자에 앉을 때 발판에 베개를 놓고 발을 올려놓을 수 있게 해 준다.

(3) 유의사항

① 요리할 때 염분은 사용하지 않는다.

9) 설 사

(1) 정의

설사는 변이 무르고 물기가 많은 상태로 배설되는 상태로 다양한 소화기 질환과 동반될 수 있으나 그 자체가 여러 가지 이유로 인해 급성 또는 만성으로 일어날 수도 있다.

(2) 증상완화를 위한 돌봄

① 침상에만 누워있는 경우라면 침상용 변기를 사용한다.
② 고열량, 고단백, 고칼륨이면서 잔여물이 적은 음식물을 먹는다.
③ 물만 마시지 않도록 주의한다.
④ 많은 양의 세 끼를 먹는 것 보다는 소량씩 자주 먹는다.
⑤ 설사가 2일 이상 지속되는 경우에는 유동식으로 시작하여 특이사항이 없으면 잔여물이 적은 음식을 첨가해서 먹는다.
⑥ 배변의 양 및 횟수를 점검 기록한다.
⑦ 배변 후에는 따뜻한 물로 잘 헹구고 가볍게 두드려서 말린다.
⑧ 항문 부위에는 피부보호 연고와 같은 방습크림을 바른다.
⑨ 좌욕은 불편감을 완화시키는 데 도움이 된다.
⑩ 충분한 휴식을 취한다.

(3) 유의사항

① 소화기관을 자극할 수 있는 음식(도정되지 않은 곡물로 만든 빵, 튀기거나 기름진 음식, 생과일이나 야채, 강한 향료 및 약초 등 잔여물이 많은 음식) 또는 카페인과 알코올 및 탄산이 든 음료는 피한다.
② 흡연을 금한다.
③ 크림스프 및 유제품도 좋지 않다.
④ 너무 뜨겁거나 찬 음식은 피한다.

10) 수면문제

(1) 정의

수면문제는 일상적인 수면습관의 변화로 발생한다. 암 치료를 받는 사람은 쉽게 피로해질 수 있으며 평소보다 더 많은 수면을 취할 필요가 있다. 통증, 불안, 우울, 야간 발한, 치료의 부작용 등으로 때때로 수면곤란이 있을 수 있다.

(2) 증상완화를 위한 돌봄

① 신체가 원하는 만큼 수면을 취한다. 깨어있는 동안에는 짧은 시간이라도 운동을 한다.
② 잠자기 전에 꿀을 넣은 따뜻한 우유 등 카페인 없는 음료를 마신다.
③ 매일 같은 시간에 휴식할 수 있는 조용한 환경을 마련한다.
④ 등을 문질러주거나 발을 마사지하도록 해준다.

(3) 유의사항

① 통증이 있을 때 이를 무시하지 않는다.
② 수면 장애가 있을 경우 항상 규칙적인 시간에 수면제를 복용한다.
③ 의사가 처방한 것 이외의 수면제를 먹지 않는다.
④ 오후 늦게 커피, 차, 콜라 같은 음료를 마시지 않는다.

11) 탈 수

(1) 정의

수분만의 부족에 의한 수분결핍성 탈수증과 전해질(특히 나트륨) 부족에 의한 전해질결핍성 탈수증으로 나뉜다. 심한 설사, 구토, 일사병 등이 원인으로 고도의 탈수증에서는 발열과 경련이 일어나며 심하면 혼수상태가 될 수도 있다.

(2) 증상완화를 위한 돌봄

① 주스와 콜라 같은 음료를 마시며 얼음을 넣어 차게 한 음료가 더 좋을 수 있다.
② 구강 간호를 잘 하도록 한다.
③ 건조한 피부에 자주 로션을 바른다.
④ 구토, 설사, 열과 같은 탈수의 원인을 감소시키도록 한다.

⑤ 입술에 윤활제를 바른다.

(3) 유의사항

① 구토를 더 일으킬 수 있으므로 처음부터 너무 많은 양의 수분을 마시지 않고 점차적으로 양을 늘려야 한다.
② 얼음 조각이나 소량의 수분으로 입안을 적셔주어 입안이 마르지 않도록 한다.
③ 입안의 손상을 방지하기 위해서 구강 간호를 잘 해야 한다.

12) 식욕부진

(1) 정의

음식물을 먹고자 하는 욕구가 떨어지거나 없어진 상태를 말하며 평소에 먹던 양보다 음식물 섭취량이 줄거나 전혀 먹지 못하는 수도 있다. 식욕부진은 신경성 식욕부진증의 중요한 증상일 수 있으며 우울증이나 암, 결핵 등의 질환에서 나타날 수 있다.

(2) 증상완화를 위한 돌봄

① 원하는 만큼 먹는다.
② 음식이 치료에 필수적임을 생각한다.
③ 아침에 많이 먹는다.
④ 좋아하는 음식을 소량씩 자주 먹는다.
⑤ 먹기 쉽고 열량이 높은 음식을 먹도록 노력한다(젤리, 아이스크림, 요구르트, 계란찜 등).
⑥ 식이에 고단백을 첨가하면 장기간 식욕상실이 지속될 때 도움이 될 수 있다.
⑦ 식탁은 식욕을 돋우도록 차린다.

(3) 유의사항

① 강제로 먹이지 않는다.

13) 연하곤란

(1) 정의

연하곤란은 음식을 삼키거나 물을 마실 때 정상적으로는 아무런 감각이나 저항없이 입에서 위장까지 쉽게 통과하는데 음식이 지나가는 감각이 느껴지거나 음식이 식도에서 내려가다가 지체되거나 중간에 걸려서 더 이상 내려가지 않는 것을 말한다.

(2) 증상완화를 위한 돌봄

① 부드럽고 연한 고열량, 고단백 음식을 먹는다.
② 액체나 유동식 음식은 빨대를 사용한다.
③ 통증이 있으면 의사의 처방에 따라 국소 마취제나 통증완화제를 사용한다.
④ 단단한 음식은 아기의 음식처럼 으깨거나 갈아서 준다.
⑤ 차가운 것은 통증을 무디게 하는데 도움을 주므로 음식은 냉장하거나 실온으로 제공한다.
⑥ 식사 시 얼음 조각이나 액체를 많이 먹는다.
⑦ 맑은 액체보다 과일즙 같이 약간 농도가 있는 액체가 삼키기에 더 좋다.
⑧ 음식을 먹거나 마실 때는 똑바로 앉는 것이 좋다.

(3) 유의사항

① 삼킬 수 없을 때에는 억지로 먹지 않는다.
② 질긴 고기, 깨물어야 되는 사탕이나 생야채 같이 많이 씹어야 하는 음식은 먹지 않는다.
③ 지나치게 뜨겁거나 진한 양념을 한 음식이나 음료는 삼가한다.
④ 알코올, 탄산음료, 감귤류의 과일이나 음료수, 견과류, 기름에 튀긴 음식 등은 먹지 않는다.

14) 열

(1) 정의

열은 구강체온이 38℃ 이상이거나 직장체온이 38.6℃ 이상인 경우이다. 열은 감염, 약물작용 또는 종양의 성장에 기인한다.

(2) 증상완화를 위한 돌봄

① 많은 양의 액체를 마신다.
② 충분한 휴식을 취한다.
③ 오한이 나면 담요를 덮는다.
④ 이마에 찬찜질을 한다.
⑤ 2~3시간마다 체온을 재고 기록한다.
⑥ 의사 처방에 따라 해열제를 먹는다.

(3) 유의사항

① 의사의 지시없이 아스피린이나 아세트아미노펜이 들어있는 약을 섭취하지 않는다.
② 열을 내리기 위해 얼음 목욕이나 알코올 목욕을 하지 않는다.

15) 오심과 구토

(1) 정의

오심과 구토는 대개 함께 나타나지만 오심만 있고 구토는 없을 수도 있다. 이들은 자율신경의 자극을 동반하기 때문에 오심과 구토가 심하게 생기면 피부가 창백해지고 식은땀이 나며 대변이 마렵고 맥박이 느려지며 저혈압이 나타나기도 한다.

(2) 오심 – 증상완화를 위한 돌봄

① 식간에만 오심이 일어난다면 식사를 조금씩 자주한다.

② 좋아하는 음식을 찾아본다.

③ 조용한 환경에서 편안하게 휴식한다.

④ 식후 적어도 한 시간 가량 조용히 휴식한다.

⑤ 감미로운 음악과 좋아하는 TV 프로그램 등을 통하여 스스로 주위를 환기시킨다.

⑥ 오심이 생기면 긴장을 풀고 천천히 깊게 호흡을 한다.

(3) 구토 – 증상완화를 위한 돌봄

① 침상에 누워있을 경우에는 구토물이 흡인되지 않도록 옆으로 눕는다.

② 얼음 조각이나 얼린 주스를 깨물어 먹는다.

(4) 유의사항

① 오심이나 구토가 있을 때 음식이나 음료를 강제로 먹이지 않는다.

② 등을 대고 똑바로 눕지 않는다.

③ 강한 냄새가 나거나 향료가 강한 음식은 금한다.

④ 불필요한 자극이나 흥분을 피한다.

⑤ 구토가 자주 있을 때에는 당분간 먹지 않는다.

16) 욕 창

(1) 정의

우리 몸의 어느 부위든 지속적이거나 반복적인 압박이 뼈의 돌출부위에 가해짐으로써 혈액순환이 잘 안되어 조직이 죽어 발생한 궤양을 욕창이라고 한다.

(2) 증상완화를 위한 돌봄

① 상처를 조심스럽게 물로 헹구고 붕대로 감는다. 붕대는 더러워질 때마다 교환해주거나 또는 최소한 하루에 두 번 정도 교환해 준다.

② 휠체어를 탄 경우도 매 30분마다 자세를 바꾸어 준다.

③ 베개로 항상 상처와 그 주위를 보호해 준다.

④ 가능한 운동을 한다(걸을 수 없다면 팔-다리 운동이라도 해준다).

⑤ 고단백 음식을 먹는다.

⑥ 수분섭취를 증가시킨다.

⑦ 장과 방광을 조절할 수 없는 경우 더러워진 속옷은 즉시 갈아입고 부위를 건조하게 할 수 있는 연고를 바른다.

⑧ 침대에서 일어나거나 의자에서 내려올 때 몸을 끌지 말고 항상 들어준다.

(3) 유의사항

① 문질러서 상처를 깨끗이 하려고 하지 않는다.

② 부위에 직접적으로 압박을 가하거나 그 부위로 눕는 것은 좋지 않다.

③ 2시간 이상 같은 자세로 휴식하지 않는다.

④ 상처나 그 주위를 마사지하지 않는다.

17) 통 증

(1) 정의

통증 수용체를 지닌 특수한 신경에 대한 자극으로 인해 생기는 불쾌한 감각을 말한다. 일반적으로 부위가 다소 국한되어 나타나며 통증 부위에 따라 두통, 흉통, 복통, 요통 등으로 부른다.

(2) 증상완화를 위한 돌봄

① 가족 및 친구와 통증 이외의 것에 대해 이야기하면서 시간을 보낸다.

② 처방된 대로 정확히 통증약을 먹는다.

③ 통증이 약물로 조절되기 시작하면 활동 수준을 증가시킨다.

④ 마약제를 먹는 사람은 변비 완화지침을 시행해야 한다.

(3) 유의사항

① 모든 마약제나 진통제를 갑자기 중단하면 안 되고 서서히 감소시킨다.

18) 피부건조

(1) 정의

피부건조증은 불편감을 느낄 정도로 건조한 피부 상태를 의미한다. 임상적으로는 약간의 붉은 반점과 열창이 있으면서 비늘을 보이고 표면이 거친 피부 상태를 말한다.

(2) 증상완화를 위한 돌봄

① 따뜻한 목욕물에 무기질이나 아기용 오일을 첨가한다.

② 특히 목욕 후에 하루 2~3번 보습크림을 바른다.

③ 하루에 2L 정도의 액체를 마신다.

④ 냉기와 바람에 피부를 노출시키지 않는다.

(3) 유의사항

① 뜨거운 물로 목욕하는 것은 금하고 그 대신에 따뜻한 물을 사용한다.

② 꼭 필요한 경우를 제외하고는 하루에 한번 이상 목욕이나 샤워는 하지 않는다.

19) 호흡곤란

(1) 정의

힘을 쓰지 않으면 숨쉬기가 어렵거나 숨쉬는데 고통을 느끼는 상태를 말한다. 비정상적으로 불쾌한 호흡운동을 느끼는 것으로 '숨쉬기가 어렵다', '숨쉬기가 불편하다', '숨이 가쁘다', '조금만 움직여도 숨이 차다' 등으로 표현한다.

(2) 증상완화를 위한 돌봄

① 조용하게 해 준다.

② 침대를 올리거나 베개를 사용하여 45° 각도로 환자 상체를 올려준다.

③ 처방된 산소나 약을 준다.

④ 코로 숨을 들이쉬고 입으로 내쉬는 심호흡을 반복하게 한다.

⑤ 호흡곤란이 5분 정도 지난 후에도 완화되지 않으면 침상가에 환자를 앉게 하고 발받침대로 지지해 주면서 침상 테이블 위에 베개를 놓고 팔을 편안하게 올리며 머리는 약간 앞으로 기울이도록 해준다.

⑥ 기침이나 구토가 있으면 가래의 양과 양상 및 냄새를 관찰한다.

(3) 유의사항

① 반듯하게 누워있는 것은 피한다.

2. 영적 돌봄

1) 영(Spirit)이란

'영'이란 궁극적 또는 비물질적 실재(實在), 존재의 에센스를 발견할 수 있게 하는 내적인 길, 의거하여 살아야 할 준칙으로서의 가장 깊은 가치들과 의미라고 정의된다. 명상, 기도, 묵상 또는 관조를 포함한 영적 수행들은 각 개인의 내적인 삶을 발전시키려는 목적으로 행한다.

영적 수행들은 바르게 수행되었을 때 그 결과로서 다음과 같은 경험들에 도달하게 한다.

첫째, 더 커다란 실재와 연결 또는 합일되는 경험을 통해 더 커다란 자아(自我)에 이르는 것

둘째, 다른 사람들 또는 사람들의 공동체와 연결 또는 합일되는 경험

셋째, 자연이나 우주(cosmos)와 연결 또는 합일되는 경험

넷째, 신성(神性)의 영역과 연결 또는 합일되는 경험

모든 인간은 본질적으로 영성을 지니고 있다. 영성은 일반적으로 자신과 이웃, 자연, 신 혹은 자신을 초월하는 더 높은 존재와의 연결을 의미하는 것으로 개인이 온전하게 살아가기 위한 힘을 부여한다. 영성은 몸과 마음 그리고 영을 통합시킴으로써 건강을 유지하고 질병, 외상, 상실 그리고 삶의 변화에 적응하도록 돕는다. 영성은 삶의 위기나 생의 마지막에 더욱 두드러지게 나타난다. 죽음을 맞이하는 사람의 영적 요구에는 삶과 죽음에 대한 의미추구, 사랑과 용서를 주고받고자 하는 요구, 현실적 희망과 초월적 희망을 갖고자 하는 요구, 삶의 통제력을 유지하고자 하는 요구, 자연을 경험하고자 하는 요구, 종교적 요구 등이 포함된다. 이러한 영적 요구를 충족시켜주는 것이 호스피스 영적 돌봄의 목적이다(유양숙, 2006).

2) 영적 요구

개인의 신앙유무와는 상관없이 인간이 ① 삶의 의미와 목적을 발견하고 ② 타인 그리고 신과의 관계에서 사랑과 관심을 주고받으며 ③ 자신과 타인을 용서하고 용서를 받고자 하는 3가지 영적 기본 요구가 있는데 이는 곧 신과의 개인적이고 역동적인 관계 속에서 충족될 수 있고 이러한 영적 기본 요구들이 충족될 때 개인의 안녕감과 온전함을 성취할 수 있게 되고 이 3가지 중 어느 한 가지라도 상실하거나 부족할 때는 영적 지지를 필요로 하게 된다고 하였다(Fish & Shelly).

죽음을 앞두고 있는 사람들은 존재에 대한 의미와 의미있는 죽음에 대한 요구가 있을 수 있고 죽음에 대한 두려움 극복과 미지세계에 대한 이해가 절실하다.

그리고 종교를 통하여 보다 더 나은 행복을 추구하고자 하는 요구와 죽음으로부터 비롯되는 다양한 상실과 생명의 한계를 수용하고자 하는 요구, 그리고 자신의 삶에 대한 가치 확인과 더불어 고통의 의미를 이해하고자 하는 요구가 있을 수 있다.

따라서 질병이나 생의 위기 상황에 처해있는 환자들은 영적 요구가 높으며 이들을 돕는 의료인은 영적 요구에 대한 다음과 같은 이해가 필요하다.

(1) 사랑과 관심의 요구

인간에게 필요한 가장 최초의 요구는 사랑과 관심이다. 사랑은 서로 주고받는 행동으로서 상호작용 관계이다. 어린아이는 어머니의 사랑이 꼭 필요하고 어른은 인간들 상호간의 관계가 꼭 필요하다. 때로 사랑과 우정의 결핍, 그리고 상호간의 대화의 부족은 우울이나 죽음을 초래하기도 한다.

자기를 사랑한다는 것은 타인에게 사랑을 내어주기 위해 필요로 되는 기본적인 인간 요구라고 볼 수 있다. 타인을 사랑한다는 것은 곧 자신을 사랑하는데서부터 시작되는데 타인을 향해 취하는 행동은 자신에 대한 내적 감정이나 생각을 반영하는 것이기 때문이다.

(2) 용서의 요구

신앙 혹은 의존의 요구는 자신의 계획과 반대되는 행동을 할 때 뚜렷해진다. 즉 자신이 죄를 지었을 때 용서가 필요하며 다시 새롭게 되는 기회를 원하게 된다. 이러한 요구를 곧 '신앙과 용서의 요구'라고 말할 수 있으며 좀 더 쉽게 말하면 '용서받고 싶은 요구'라고 할 수 있다.

(3) 희망의 요구

희망은 목표를 성취하고자 하는 기대로 좀 더 나은 삶을 붙잡으려는 바람이다. 그러나 어떤 사람도 생의 종말을 향해 다가갈 때는 희망이 점점 사라져 간다. 의술의 발달은 인간생명을 연장시킬 수는 있지만 영원한 희망을 가져다주지는 않는다.

희망은 변하고 성장하는 특징이 있다. 살기 위해서는 반드시 희망이 있어야 하는데 살고 싶은 의지를 상실한 사람을 회복시키기 위해서는 희망을 갖게 하는 것이 필수적이다.

동통의 문제가 희망을 무너뜨리기도 하며 희망의 상실은 치유를 방해한다.

영적 요구는 각 개인의 삶 · 건강 · 행동에 영향을 주며 특히 고통과 질병을 경험하는 순간에 더욱 필요하다.

따라서 의료인들은 영적 요구에 대한 지식과 기술을 갖추어야 한다.

* 희망의 예

① 진단적 검사를 할 때 : 검사결과가 양호하길 기대

② 생검시 악성으로 나타날 때 : 전이가 안 되었길 기대

③ 암환자 : 성공적인 치료, 병의 회복, 치료법 발견을 기대

④ 말기 암환자 : 통증조절을 기대

⑤ 임종환자 : 존엄한 죽음을 기대

3) 영적 고통과 영적 돌봄

(1) 영적 고통

영적 고통이란 다양한 질병으로 인한 상실과 심신의 부조화로 인하여 계속되는 통증과 불편함, 신체적 · 사회적 변화로 인한 심리적 · 정서적 불안감 그리고 영적인 존재로서 겪는 고통 등 인간의 삶을 붕괴시키는 고통을 말한다.

특히 죽음의 과정을 겪고 있는 호스피스 대상자들을 많은 영적 위기에 처하게 되며 이에 따라 다양한 영적 고통을 갖게 된다.

① **상실** - 개인적 역할과 가치, 신체기능, 사회적 역할, 종교적인 믿음, 정체성 등의 상실

② **두려움** - 죽음, 신체적 통증, 신체기능 저하, 기억력 감퇴, 가족으로부터 분리, 사회로부터 분리, 사후 세계에 대한 불확실성 등에 대한 두려움

(2) 영적 돌봄

힘든 상황에서 발생되는 영적 고통이 해소되고 필요한 영적 요구가 채워지면 영적 안녕 상태에 있게 된다. 특히 죽음에 직면하고 있는 환자와 그 가족들은 어떤 상황에서보다 심각한 영적 고통을 경험하게 되며 이에 따른 영적 요구를 가지게 된다. 따라서 죽음의 과정에 있는 사람들에게 심신의 안녕과 사랑을 유지하도록 연민과 이해로 영적 돌봄을 제공하여 환자가 영적 안녕상태에서 평온한 죽음을 맞이하도록 도와주는 것이 영적 돌봄이라고 할 수 있겠다.

임종이 가까워지면 사랑하는 가족과 친지들을 그리워하고 만나서 인사를 나누고

싫어한다. 환자 자신에게 베풀어주었던 가족과 친지들의 사랑에 대해 감사를 표하는 것이 필요하고 가족, 친지들 또한 환자에 대한 자신들의 애틋한 마음과 사랑을 표현하는 것이 의미가 있다. 그러므로 호스피스 · 완화의료 팀에게는 전인적인 영적 돌봄이 필수적이라 할 수 있다.

환자들이 기도, 영적 상담 등을 통하여 자신의 삶을 돌아보고 하고 싶은 일을 해낼 수 있도록 도와주어야 한다. 또한 영적 돌봄팀 역시 많은 소진을 경험하게 되는 것이 호스피스 · 완화의료이기 때문에 이들을 위한 영적 돌봄도 매우 중요하다.

완화의료에서 영적 돌봄이란 말기환자가 가진 영적 고통을 해소하여 영적 평안에 이르도록 돌보는 것을 말한다. 영적 돌봄은 환자와 가족의 영적 평안과 신체적 · 정신적 · 사회적 평안, 가족의 안위를 위해서 필요하다.

4) 음악을 통한 영적 돌봄

(1) 음악에 대한 사정을 위한 질문

① 음악을 좋아하는가?

② 좋아하는 노래 혹은 음악은 무엇인가?

③ 결혼, 졸업, 크리스마스 등 특정한 사건과 함께 연상되는 음악이 있는가?

④ 음악 활동을 한 적이 있는가?

(2) 긍정적인 연상과 부정적인 연상

환자에 따라 좋아하는 음악이 있고 그가 좋아하는 음악을 통해 좋은 기억이 연상되어 편안한 느낌을 받게 된다. 또한 상상을 통하여 즐거웠던 일들, 사람, 장소 또는 느낌들을 연상하기도 한다.

음악은 개개인에게 다른 의미를 주기 때문에 좋은 영향을 주거나 나쁜 영향을 줄 수 있다. 따라서 음악이 불러일으키는 감정, 상상 그리고 환자의 대처 능력을 주의깊게 파악하는 것이 중요하다. 일반적으로 영적인 돌봄과 함께 음악의 활용은 긍정적인 효과가 있으며 음악이 기분과 영적 상태를 전환시키는데 도움을 준다.

(3) 계획

음악을 사용하는 영적 돌봄을 위해서는 음악의 적절한 선택이 필수적이다. 환자의 상태와 좋아하는 음악형태를 사정한 후 실행계획 과정에서 환자와 함께 음악을 선택하는 것이 좋다. 특히 음악을 선택할 때는 그 음악의 영적인 면을 신중히 고려한다.

사람의 기분을 편안하게 해주는 음악을 사용할 때 환자가 약물치료 없이도 쉽게 평온해질 수 있다. 음악을 들음으로써 치료효과를 얻을 수 있으나 혹시 환자에게 불편감을 느끼게 하는지 주의하여 살펴보는 것이 필요하다.

5) 암환자의 영적 돌봄

(1) 영적 돌봄

환자의 연령을 고려한 진단과 치료단계에 따라 알맞은 영적 돌봄을 제공하며 끝까지 희망을 유지시키는 것이 중요하다.

① 진단단계

진단 과정에서 각종 검사에 따른 불안, 긴장으로 조울증 상태를 나타낼 수 있다.

㉠ 두려움이 당연한 것임을 인정하고 용기를 준다.
㉡ 환자의 심각한 반응을 낙관적으로 반응하지 말고 진지한 태도로 접근한다.
㉢ 환자가 좌절감, 죄의식을 느끼지 않도록 희망을 주고 격려한다.

② 치료단계

㉠ 암 치료법을 잘 받아들이도록 격려한다.
㉡ 비현실적인 기대나 효과없는 치료법에 지나치게 의존하지 않도록 지지한다.
㉢ 고통, 외모의 변화, 신체기능 악화로 환자는 우울증이 나타나는데 이때 환자의 존엄성을 확신시킨다.
㉣ 환자의 인내를 존경한다.

3. 장 례

1) 임종 전 준비

(1) 사랑하는 사람의 임종은 남은 이들에게 깊은 슬픔과 좌절을 남긴다. 그러나 임종이 예견될 때에는 예를 갖춰 고인을 보낼 수 있도록 장례에 대해 대비하여야 한다.

① 평소 이용하시던 병원이 있다면 병원 연락처, 병명 등을 메모해 둔다.

② 사전에 장례계획을 세우고 궁금한 사항이 있으면 장례식장과 전화 상담한다.

③ 영정용 사진과 임종시 갈아입힐 깨끗한 옷 등을 준비해 둔다.

④ 부고를 알릴 친지, 지인 및 단체 등의 연락처를 정리하여 둔다.

⑤ 유언이 있으면 침착하게 기록하거나 고인의 육성을 녹음해 둔다.
(유언을 기록할 경우 법률적 근거에 의하여 작성하여야 함)

(2) 임종시 장례식장으로 연락하길 원하면 영구차 등 장례식에 관련한 안내를 받는다.

① **자택에서 운명할 경우** : 병원 응급실에서 고인의 사망원인을 위하여 검안하고 장례식장으로 이동하여 고인을 안치 후 상담한다(의사가 없는 시설기관에서 사망할 경우에도 동일함).

② **병원에서 운명할 경우** : 간호사에게 장례식장 사용여부를 통보하여 장례식장으로 이동하여 고인을 안치 후 상담한다.

㉠ 사망진단서
병원에서 치료 중 사망하는 경우

㉡ 사체검안서
자택, 의사가 없는 시설기관, 외인사, 병원으로 이송 중에 사망한 경우 등

㉢ 검시필증 및 사체인도서
검사가 사망원인을 확인 후 발급되는 서류(사망종류가 병사가 아닌 외인사, 기타 및 불상인 경우는 사망 장소의 관할경찰서에 신고하여 경찰의 지시를 받아야 함)

2) 장례 절차

(1) 장례 1일

① 임종(臨終)

마지막 숨이 넘어가는 것을 말하며 운명이라고도 한다.

② 수시(收屍)

㉠ 수시는 친척이나 친지 중 범절에 밝은 분이 하도록 한다.

㉡ 눈을 곱게 감도록 쓸어내리고 팔다리를 매만져 가지런히 한다.

㉢ 탈지면으로 코와 입을 막아 오수의 누출이나 미물이 들어가지 않도록 한다.

㉣ 손발이 굽어지지 않게 곧게 펴서 남자는 왼손을, 여자는 오른손을 위로 하여 배위에 가지런히 올려놓고 두 다리는 똑바로 모아 백지나 붕대로 묶는다.

㉤ 머리에서 발끝까지 흰 천이나 혹은 희고 깨끗한 홑이불로 덮는다.

㉥ 수시가 끝나면 병풍이나 검은색 휘장으로 가리고 그 앞에 고인의 사진을 모시고 양쪽에 촛불을 켜고 향을 사른다. 이때는 영정에 검은 리본을 두르지 않는다.

㉦ 고인을 모신 방은 차게 하며 방을 비우지 않도록 한다.

③ 발상(發喪)

㉠ 상이 났음을 외부에 알리고 상례를 시작함을 말한다.

㉡ 유가족은 흰색 또는 검정색의 검소한 옷으로 갈아입으며 귀걸이나 목걸이 등 치장을 하지 않는다.

㉢ 고인에 대해 애도하고 근신하며 큰소리로 곡하는 것은 삼간다.

㉣ 자택에서 하는 경우 근조(謹弔)라고 쓴 등을 대문 앞에 달아 놓거나 상중(喪中), 기중(忌中)이라 쓴 네모난 테두리의 종이를 대문이나 집 입구에 붙여 초상을 알린다.

④ 장례 일정 및 방법

㉠ 장례방법 : 가족장, 단체장, 기타 고인의 사회적 지위나 활동, 유언에 맞추어 정하고 혹은 종교적 예식으로 할 것인지의 여부 등을 결정한다.

㉡ 화장 및 매장 여부를 결정하고 화장일 경우 화장장의 예약관계, 매장일 경우 묘지 등을 결정한다.

㉢ 부고대상 및 방법(이메일, 신문, 전화, 전보, 서신 등)을 정한다.

㉣ 기타 장례식장과 장례방법 절차 등에 대해 상담 및 자문을 받는다.

⑤ 부고(訃告)

㉠ 고인과 유족의 친지나 친척, 지인, 단체 등에 알린다.

㉡ 부고에는 장례식장 및 연락처, 장례기간과 장지를 포함한다.

(2) 장례 2일

① 염습(殮襲)

㉠ 염습이란 시신을 정결하게 씻기어 수의를 입히는 것으로 입관 전에 행하는 절차이다. 전통적으로 향나무나 쑥을 삶은 물로 시신을 정결하게 씻었지만 근래에는 알코올 소독된 솜 또는 거즈를 사용하는 경우가 많다.

㉡ 전통적으로는 가정에서 하는 경우에는 남자의 염은 남자가, 여자의 염은 여자가 한다.

② 반함(飯含)

전통적으로는 고인의 입에 불린 생쌀을 버드나무 숟가락으로 좌, 우, 중앙에 각각 1숟가락씩 넣고 동전이나 구멍이 뚫리지 않은 구슬을 넣어주고 망자가 먼 저승길을 갈 때 쓸 식량과 노잣돈이라 여겨 행하지만 현대적 장례에서는 생략하는 추세다.

③ 입관(入棺)

㉠ 시신을 관에 모실 때는 시신과 관 사이에 깨끗한 보공(백지나 마포, 삼베, 혹

은 고인이 입던 옷 중에서 천연섬유의 옷을 골라 둘둘 말아)을 넣어 시신이 움직이지 않도록 한다. 고인의 유품 중 염주나 십자가, 성경 등을 넣어 드리기도 한다. 입관이 끝나면 관보를 덮고 명정을 발치 쪽에 세운다.

㉡ 화장일 경우에는 관에 부장품 넣어 드리지 않는다(대기 환경오염/화장장 규제).

④ 영좌 설치

㉠ 고인 앞에 병풍이나 검은 취장을 치고 그 앞에 영좌를 설치한 후 영정에 검은 리본을 두른다.

㉡ 제사위에 영정을 모시고 영정 양 옆으로 촛불을 밝힌다.

㉢ 제상 앞에는 향탁을 놓고 향을 피운다.

㉣ 영좌의 앞에 문상객을 맞을 자리를 마련하고 옆에 상주자리를 깐다.

㉤ 상주의 자리는 거친 자리로 까는데 그 까닭은 죄인이라 초토에 몸을 둔다는 뜻으로 문상객을 맞는 상주들이 방석을 깔고 앉는 것은 잘못된 것이다.

⑤ 성복(成服)

㉠ 성복(成服)이란 정식으로 상복을 입는다는 뜻으로 상주(고인의 배우자, 직계비속)와 복인(고인의 8촌 이내의 친족)은 성복을 한다. 전통적인 상복으로 굴건제복(屈巾祭服)을 입는 것이 원칙이었으나 현대에 와서 이를 양복으로 입는다.

㉡ 성복을 올바로 입는 법

ⓐ 남자의 경우

- 한복 : 굴건제복 및 흰색(검정색) 바지저고리에 흰(검정) 두루마리를 입고 건을 쓴다.
- 양복 : 무늬없는 흰 와이셔츠에 검정색 양복을 입고 검은 넥타이를 맨다.
- 검정색 양말과 구두를 신는다(지역 및 가풍에 따라 두건을 쓰는 경우도 있다).
- 평상복 : 부득이한 경우 평상복을 입는데 이때에는 점잖은 색(감청색 계

통)으로 입고 왼쪽 가슴에 상장 또는 흰 꽃을 달고 두건을 쓴다.

ⓑ 여자의 경우

- 흰색 치마저고리를 입고 흰색 버선(양말)과 흰색 고무신을 신는다(종교적 및 기호에 따라 검정색 한복을 입는다).
- 양장을 할 경우에는 검정색을 입으며 양말이나 구두도 검정색으로 통일하는 것이 좋다.
- 더운 여름이라도 긴 소매를 입고 속이 비치지 않는 단순한 디자인의 옷을 선택하며 액세서리를 달거나 치장을 하지 않도록 한다.
- 상복을 입는 기간은 장일까지 하되 상제의 상장(리본)은 탈상까지 한다.

⑥ 문상(問喪)

㉠ 성복이 끝나면 문상을 받는다. 상주 및 유족은 근신하고 애도하는 마음으로 영좌가 마련되어 있는 방에서 문상객을 맞으며 문상객이 들어오면 일어나 곡을 하는 것이 일반적인 관습이다.

㉡ 상주는 죄인이므로 말을 해서는 안 된다는 전통의식에서 문상객에게 아무 말도 하지 않는 것이 좋다고 하지만 간단히 고마움을 표하는 것도 좋다. 상주는 영좌를 모신 자리를 지키는 것이 우선이므로 문상객을 일일이 전송하지 않아도 된다.

(3) 장례 3일

① 발인(發靷)

㉠ 영구가 집(장례식장)을 떠나는 절차이다.
관을 이동할 때는 항상 머리 쪽이 먼저 나가야 한다.

㉡ 종교의식

ⓐ 일반적 : 발인제(발인에 앞서 간단한 제물을 차리고 제사를 올리는 의식)

ⓑ 기독교 : 발인예배

ⓒ 천주교 : 발인미사

② 영결식(永訣)

고인의 신분에 따라 가족장, 단체장, 사회장, 종교행사 등으로 하는데 단체장이나 사회장의 경우 장의위원회가 구성되어 주재한다.

③ 운구(運柩)

㉠ 발인제가 끝난 후 영구를 장지까지 영구차나 상여로 운반하는 절차

㉡ 영구차를 이용할 경우에는 영정, 관(명정), 상주 및 유족, 문상객의 순으로 승차하고, 상여의 경우에는 영정, 명정, 영구(상여)가 앞서고 상주가 따르며 문상객이 따른다.

④ 하관(下棺)

㉠ 하관이란 장지에서 영구를 광중(壙中)에 넣는 것을 말한다.

㉡ 관을 수평과 좌향(坐向)을 맞추어 반듯하게 내려놓고 명정을 관 위에 덮는다.

㉢ 횡대를 가로 걸친 후 상주는 흙(取土)을 관 위에 세 번 뿌린다.

⑤ 성분 및 봉분

㉠ 평토(平土) : 취토(取土)가 끝나면 석회와 흙을 섞어 관을 덮는 행위

㉡ 봉분(封墳) : 흙을 둥글게 쌓아 올려 잔디를 입힌다.

㉢ 지석(誌石) : 봉분이 끝나면 지문(誌文)을 적은 지석(誌石)을 묘의 오른쪽 아래에 묻는 행위

㉣ 위령제 및 성분제 성분이 끝나면 묘소 앞에 영좌를 모시고 간소하게 제수를 차린 뒤 고인의 명복을 빌고 영혼을 위로하는 제사를 올린다. 화장을 했을 경우 영좌를 유골함으로 대신해 제를 올린다.

㉤ 축문 : 전통방식과 현대식이 있음

⑥ 반우제(返虞) 또는 초우(初虞)

㉠ 묘지에서 위령제가 끝나면 상제들은 영위(靈位)를 모시고 집으로 돌아와 그날 영혼을 집에 맞아들이는 의식을 한다.

㉡ 제물을 생략하고 배례나 묵도로 대신하여도 되고 이로써 삼일 장례는 끝나게 된다.

4. 사별가족 돌봄

사별이란 죽음에 의한 가까운 사람의 상실을 의미하는 것으로 상당한 박탈감과 슬픔을 경험하게 된다. 특히 배우자와의 사별은 가장 높은 강도의 스트레스 상황에 놓이게 된다.

1) 사별의 종류

(1) **배우자 사별** : 심리적, 육체적, 사회적으로 영향을 주는 심각한 상황으로 배우자 사별로 인한 우울과 외로움은 대인 기피증과 같은 주변과의 단절을 더욱 강화하는 형태로 나타나게 된다.

(2) **자녀 사별** : 자녀를 잃은 상실은 그 부모는 물론 가족 전체에 큰 영향을 주는 아픔이 된다. 그러나 부모가 자녀를 죽음으로 이별했다는 것은 말하기 힘든 가정사로 적절한 대응과 도움을 주지 못하고 있는 실정이다.

(3) **부모 사별** : 부모와의 사별은 어린 자녀가 직면하게 되는 가장 큰 상실로써 분리불안을 초래하게 된다. 자신을 지지하고 돌봐주던 부모와의 사별은 가정환경 변화를 경험함으로써 자아형성에 영향을 미칠 수 있으므로 이에 대한 정서적 지지가 무엇보다 중요하다.

2) 사별의 단계

(1) **사별 전 단계** : 실제 사별이 발생되기 전에 상실을 예견한 슬픔으로 사별 상황이 발생되었을 때 신체적, 정신적, 사회적으로 적응하게 하는 완충적 단계라 할 수 있다.

(2) **초기단계** : 급성 슬픔기간으로 충격으로 인한 기절, 충격으로 인한 무감각, 불

신 등의 상호 복합적 반응이 나타나게 된다. 외부와의 관계를 차단하려는 현상이 나타날 수 있으며 사별을 부정하는 감정현상이 나타나기도 한다.

(3) **중간단계** : 사별을 생활 속에서 인지하게 되는 고통과 직면한 단계라 할 수 있다. 우울과 절망의 시기로 표면적으로 사별의 고통을 인지할 수 없을 정도로 일상적 생활을 하게 되나 내면에서는 상실감을 크게 느끼는 큰 고통에 직면하게 되는 시기이다.

(4) **적응단계** : 사별의 슬픔을 회복하는 단계로써 대략 사별 후 24개월 이후 나타나게 된다. 사별이후 발생된 새로운 역할에 적응하게 되고 삶을 재조명하게 되는 시기가 된다.

3) 사별 전후 관리

(1) **사별 전 관리** : 사별 전에는 환자와 가족이 임종에 예상되는 일련의 일을 의논할 수 있도록 지지하여야 한다. 예를 들어 가족과의 화해, 유언, 장기기증, 장례 절차, 묘지선정, 재산정리 등 임종 이후 발생할 수 있는 일에 대한 미리 가족들에게 설명함으로써 도움을 준다.

(2) **사별 후 관리** : 사별 초기단계, 즉 회피단계에서는 급성 슬픔을 겪게 되는 가족에게 무기력함과 무감각, 비현실감의 상태가 정상적인 반응임을 알리고 고인의 죽음과 관련된 이야기를 경청하고 지지한다. 일상적 생활을 관리할 수 있도록 관심과 조언이 필요할 수 있으며 불면증과 같은 여러 가지 신체 반응이 나타날 수 있음을 알려주고 충분한 휴식을 취하도록 권한다.

(3) **직면단계** : 고인에 대한 그리움과 죄의식을 느낄 수 있는 단계로 상실의 고통을 자연스럽게 받아들일 수 있도록 지지하고 돕는다. 고인을 보내는 데에는 많은 시간이 필요한 어려운 일임을 인지하도록 하고 고인과 관련된 이야기를 경청한다. 또한 일상생활에서 급격한 감정변화는 일시적 현상으로 나타날 수 있는 것임을 알려준다. 규칙적인 운동과 식사, 충분한 수면을 권하고 불안 증상이 지속될 경우 의료진과 상의하도록 한다. 고통을 극복하는 방법으로써 유가족 모임 참여와 고인의 유품 정리를 통해 새로운 삶에 대한 시작을 준비해 나가도록 지지한다.

(4) **조정단계** : 사별 24개월 이후 점차 정상적인 삶을 회복하는 단계로써 일상의 안녕상태를 찾게 된다. 사별 이후 상황에 적응하기 시작한 상황으로 이와 같은 상황이 고인에 대한 죄책감으로 이어지지 않도록 수용해 주고 자연스러운 과정임을 깨닫게 돕는다. 새로운 흥미나 취미, 영적 활동 등을 할 수 있도록 격려하도록 한다.

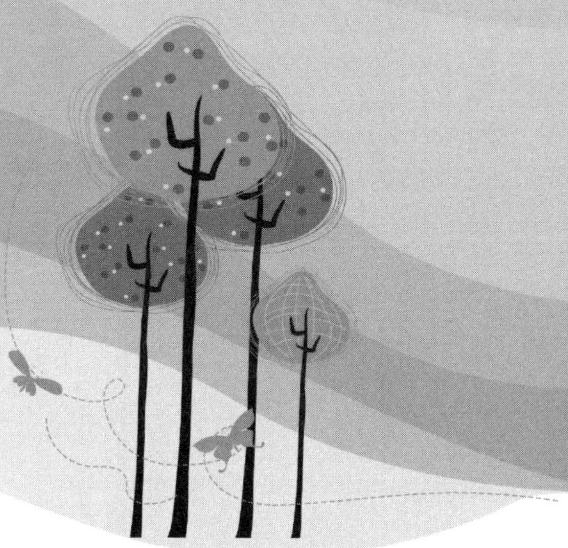

제 4 장

통증관리

Hospice & Palliative Care

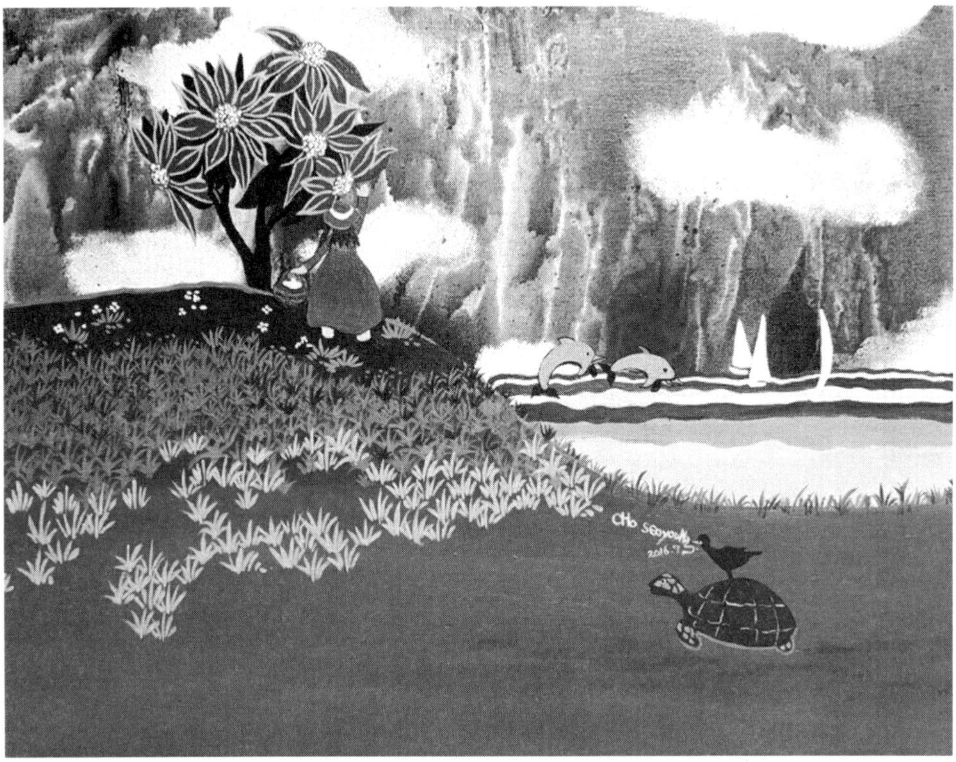
CHo seoyoung
2016.7

제 4 장

통증관리

1. 통증의 정의

통증은 해로운 물질로부터 물러나게 해서 생물체를 안전하게 보호하는 한편, 환자에게는 치유과정에 필요한 휴식을 보장한다. 그러나 신경계에 손상을 입은 경우에는 통증이 필요 이상으로 심하게 오기도 한다.

조직을 손상시키는 자극으로 통증을 느끼는데 그 자극은 미미하거나 쉽게 없어지는 것일 수도 있다.

태어날 때부터 통증을 전혀 느끼지 못하거나 거의 느끼지 못하는 사람이 있다. 이들은 별다른 불편없이 살아갈 수는 있지만 화상이나 골절, 세균감염을 당하거나 이들을 소홀히 할 위험이 더 크다. 반면에 신체적인 문제가 전혀 없거나 또는 거의 없는 상황에서 심리적인 이유로 통증을 느끼기도 한다. 이와 같이 많은 사람들은 신체적 질병 때문이 아니라 정서적 문제 때문에 통증을 느끼기도 한다. 통증은 주관적이고 조직에 생긴 손상과 관련된 불쾌한 느낌이라고 정의할 수 있다.

2. 통증의 원인

1) **암세포 침투** : 뼈, 신경, 다른 장기로의 전이 등 암 자체의 직접적인 조직 침윤에 의한 통증
2) **치료 후유증** : 방사선 치료, 화학요법, 수술과 같이 암 치료에 기인하는 통증
3) **암으로 인한 합병증** : 암과 관련된 전신 쇠약에 따른 통증이나 전신 쇠약에 의해 동반된 질환에 의한 통증
4) **동반질환에 의한 통증** : 암과 관계없이 환자가 가지고 있던 두통이나 류마티스 등의 질환에 의한 통증

3. 통증평가 원칙

환자가 통증을 호소하면 즉시 조절해야 한다. 개인마다 통증에 대한 역치, 내성이 다르므로 같은 환자라도 다른 통증 정도를 호소할 수 있다. 통증조절에는 다학제간 통증관리팀으로 접근한다.

4. 통증 분류

1) 급성 통증

급성 통증은 신체에 해가 가해진다는 것을 알려주는 기능을 하고 있어서 원인을 찾아 그에 대한 치료를 하는 것이 원칙이다. 수술 후 통증, 분만 통증, 대상포진 통증 등 돌발적인 신체의 손상으로 급격하게 발생한다. 급성통증은 날카롭고 강하며 통증부위를 쉽게 알 수 있다. 신체적 반응으로는 자율신경인 교감신경 분절을 활성

화시켜 심한 발한, 혈압상승, 심박동과 호흡수를 증가시킨다.

2) 만성 통증

만성 통증은 신체의 보호작용이나 조직의 손상을 경고하지 못하며 6개월 이상 지속되는 통증을 말한다. 통증의 양상으로는 둔하거나 압통처럼 느껴지기도 하며 통증의 시작이 느리고 점진적이다. 원인으로는 뇌손상, 종양의 성장, 조직손상에 대한 중추신경계의 비정상적인 반응 등의 신경손상이다.

[표 4-1] 급성 통증과 만성 통증

구 분	급성 통증	만성 통증
발생시점	분명 (6개월 이내)	불분명 (6개월 이상)
원인	급성질병이나 손상	만성적 과정
기간	예측 가능, 제한적	예측 불가, 무제한적
신체반응	교감신경 자극증상(심한 발한, 혈압상승, 심박동과 호흡수 증가, 흥분, 신경과민, 공포 등)	교감신경 자극증상 없음
행동	회복될 때까지 활동감소	생활방식 및 기능의 변화
치료	질병이나 손상의 치료 일시적 진통제 사용	원인에 대한 치료없이 규칙적으로 예방적 진통제 사용 심리사회적 지지

3) 발생 부위별 통증

(1) **표재성 통증** : 주로 피부나 피하조직과 관련되며 예리한 통증을 수반하며 국소화됨

(2) **심부 통증** : 표재성 통증보다 오래 지속되며 건, 인대, 혈관, 신경 등에서 나타나며 강한 압력, 조직손상, 오심과 발한, 혈압 상승 등을 일으킴

(3) **내장통** : 복강, 두개강, 흉강과 같은 곳에서 시작되고 국소적인 통증은 없으며 종종 조직의 신전, 허혈, 근육경련에 의해 유발됨

(4) **연관 통증** : 통증의 원발 부위에서 떨어진 다른 부위에 통증을 느끼는 것

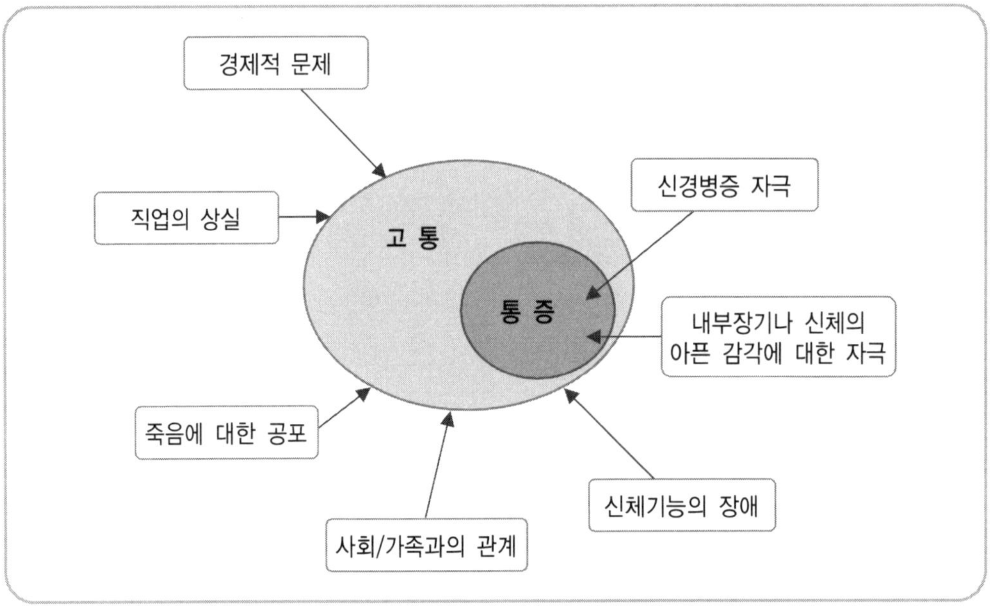

[그림 4-1] 통증과 고통

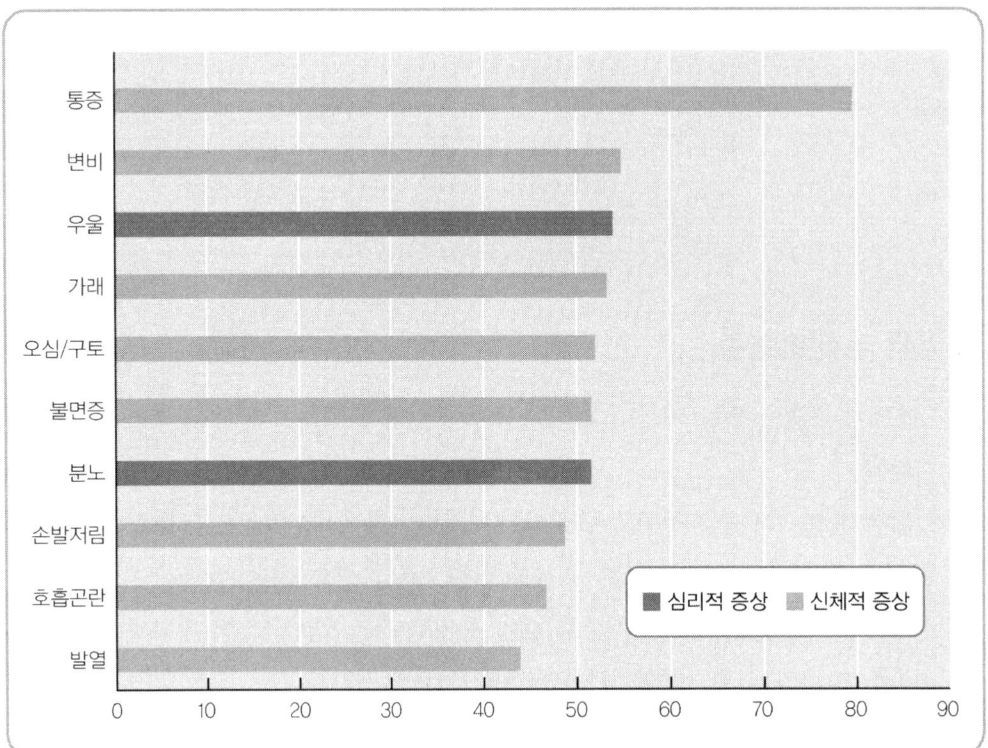

[그림 4-2] 심리적 증상과 신체적 증상

4) 통증과 고통

말기환자에게 있어 육체적인 통증보다 정신적 · 사회적 고통이 더 크다. 통증은 신체의 퇴행 또는 불가역적인 손상 등으로 인해 느껴지는 아픈 감각으로 약물 등의 처방으로 증상완화가 가능하다. 호스피스 · 완화의료에서 통증완화보다 중요한 것이 경제적 · 사회적 고통, 관계 상실에 대한 불안, 공포 등의 심리적인 고통의 완화이다. 따라서 영적 안녕을 제공하는 것이 가장 중요하다.

5. 통증 측정

1) 시각적 상사 척도(Visual Analog Scale, VAS)

주관적으로 느끼는 환자의 통증을 계량화하기 위한 척도 중 하나로서 [그림 4-3] 에서와 같이 환자가 느끼는 통증의 강도를 눈금 위에 표시하도록 한다.

※ 0에서 100 사이 통증을 느끼는 정도를 체크하십시오.(0점 : 통증 없음, 100점 : 극심한 통증)

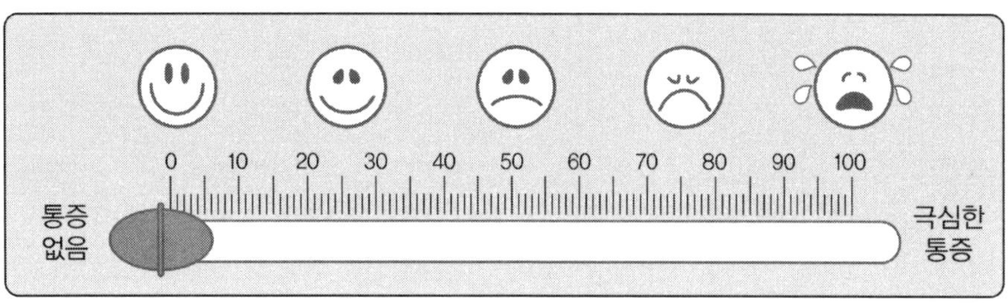

[그림 4-3] Visual Analog Scale

2) 점수식 평가 척도(Numeric Rating Scale, NRS)

통증은 10점 척도를 활용하여 0에서 10까지로 평가하며 0은 통증이 없는 것이고

10은 극심한 통증으로 상상하기 힘들 만큼 심한 통증을 말한다.

통증을 경도 통증(1~4), 중등도 통증(5~6), 중증 통증(7~10)으로 구분한다. 통증 강도 측정결과는 치료방법(진통제 종류 등)을 결정하는 중요 요인으로 작용하게 된다.

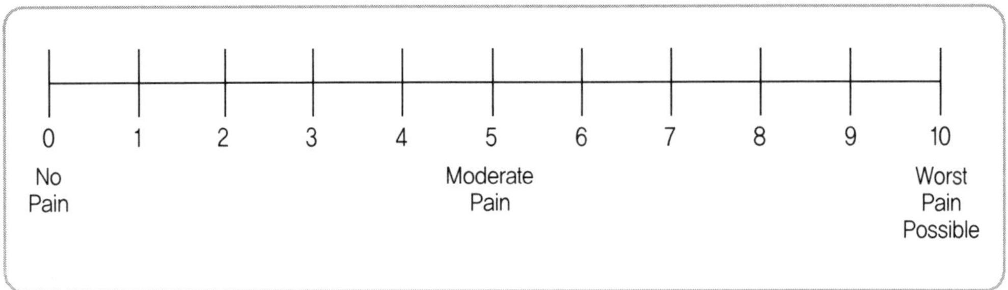

[그림 4-4] Numeric Rating Scale

3) 언어적 평가 척도

'통증 없음', '상상할 수 없는 정도의 심한 통증' 등의 언어적인 척도이다.

4) 비언어적 평가 척도

주로 의사소통이 어려운 소아환자에게 쓰는 통증의 척도로서 얼굴 표정과 숫자를 이용해 통증의 정도를 나타낸 척도이다.

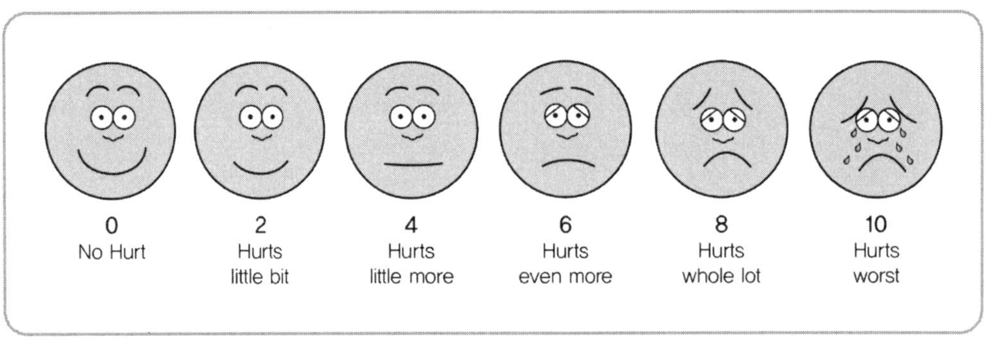

[그림 4-5] Pain Faces Scale

6. 통증 완화

1) 약물치료

호스피스·완화의료 환자의 약물치료 주요 사항은 환자에게 적합한 진통제의 종류를 선택하여 통증완화에 필요한 개인별 용법, 용량을 사용하도록 하는 것이다. 진통제는 크게 비마약성 진통제, 마약성 진통제, 진통보조제가 있으며 그 중 암성 통증 조절을 위해 마약성 진통제가 일반적으로 사용된다. 또한 마약성 진통제는 약효의 지속시간에 따라 진통완화 효과가 오래 지속되는 서방형 진통제와 필요시 돌발성 진통에 필요시 복용하는 속효성 진통제로 구분할 수 있다.

(1) 비마약성 진통제

① 비스테로이드성 소염진통제(NSAIDs)

대표적인 비스테로이드성 소염진통제로서 아스피린(Aspirin)과 이부프로펜(ibuprofen)이 있다. 염증을 감소시키고 프로스타글란딘 합성을 막아 통증을 완화시키지만 위장관계 손상과 출혈 등의 부작용이 있다.

② 아세트아미노펜(acetaminophen)

진통능력은 아스피린과 유사하나 위장점막에 영향을 주지 않는다. 플라시보 효과가 있다.

(2) 마약성 진통제

아편 알카로이드인 모르핀(morphine), 데메롤(demerol), 코데인(codein) 등과 합성 마약제인 페티딘(pethidine), 레보파놀(levorphanol) 등이 있다. 마약성 진통제는 오피오이드 μ수용체와는 강력한 친화성이 있어 운동중추 또는 지각에는 거의 영향을 주지 않는 용량으로 통각 구심로를 선택적으로 차단하여 동통을 완화시킨다. 즉, 척수의 신경전달물질 방출을 차단하여 통증의 전달을 방지한다. 강력한 진통효과가 있으며 천정효과가 없다. 그러나 변비, 오심, 구토, 우울, 호흡억제, 소양증, 요정체, 혼미 등의 부작용이 있다.

[표 4-2] WHO 3단계 진통제 사다리

단계	통증 정도	사용 약물
1	경한 통증	비마약성 진통제인 아스피린, 타이레놀 등을 우선 사용 통증이 계속될 때 약한 마약성 진통제 추가
2	중등도 통증	비마약성 진통제에 약한 마약성 진통제인 코데인, 트리마돌 등을 추가 사용 통증이 계속될 때 강한 마약성 진통제 추가
3	중증 통증	심한 통증에는 처음부터 강한 마약성 진통제인 모르핀, 옥시코돈, 펜타닐 등을 사용

출처 : 서울대학교병원 의학정보

[표 4-3] 서방형 및 속효성 진통제

종 류	서방형 진통제	속효성 진통제
지속되는 시간	오랫동안 지속	지속시간 짧음
복용 방법	규칙적으로 복용	돌발통증에 수시로 사용

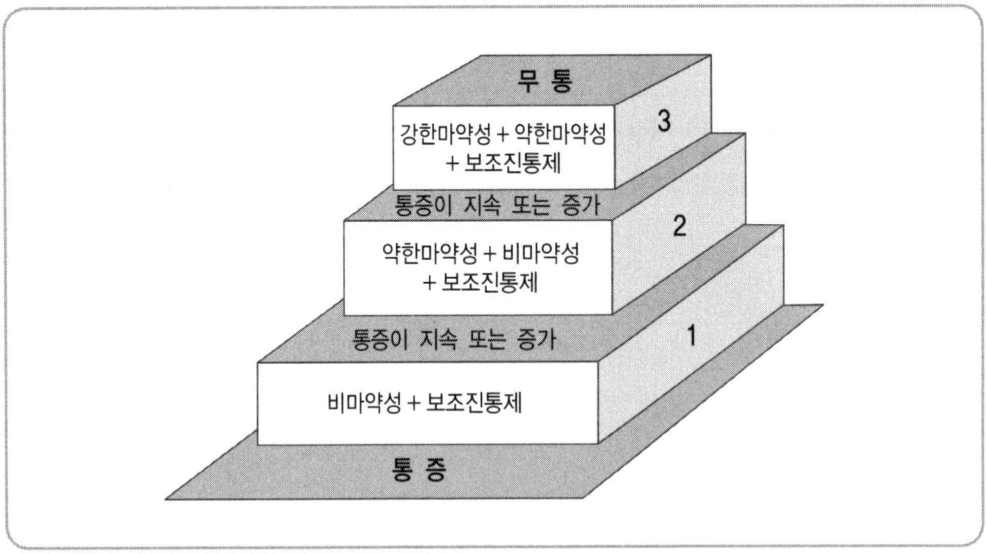

[그림 4-6] WHO 3단계 진통제 사다리

(3) 보조 진통제

보조 진통제는 본래 내과 지시약이지만 다른 진통제와 병용하여 통증완화에 쓰인다. 대표적으로 항우울제, 항경련제, 스테로이드, 신경이완제, 비스포스포네이트(bisphosphonate), 칼시토닌(calcitonin) 등이 있다. 이러한 약물들은 다양한 수용체와 상호작용하거나 통증 변조계와 신호생성 또는 전달에 포함된 신경전달과 전도과정을 변화시킴으로 진통작용을 높인다.

보조 진통제의 효과는 다음과 같다.

① **항우울제** : 진통작용과 수면 효과

② **항경련제** : 신경병증성 통증 치료

③ **스테로이드** : 항염, 항구토, 식욕촉진, 부종감소, 삶의 질 향상

④ **신경이완제** : 중추성 근이완

⑤ **비스포스포네이트(bisphosphonate), 칼시토닌(calcitonin)** : 골성 통증완화

2) 식이요법

(1) 맛사지 및 지압

윤활제, 로션을 이용하여 부드럽고 길게 천천히 두들기며 3~10분 시행

(2) 냉찜질 또는 온찜질

통증부위의 감각을 마비시켜 통증완화

(3) 심호흡과 이완요법

(4) 심상요법

희망, 편안함, 평화로움을 가짐

(5) 기분전환

영화감상, 음악감상, 산책 등

7. 진정제 투여

말기암 환자의 통증완화가 많이 좋아졌으나 임종 1주일 전부터 일어나는 견딜 수 없는 통증이나 폐암이나 폐전이 말기에 출현하는 호흡곤란 등 아직 해결되지 않은 문제도 많다. 모르핀이나 진통보조제 등을 사용해도 완화되지 않는 고통에 관해서는 진정제에 의한 진정이 필요하다.

1) 진정제 투여의 정의

「환자의 고통을 완화시키기 위해서 환자의 의식을 의도적으로 저하시키는 것」으로 종말기 진정제 투여가 정의되고 일반적으로 진정은 지속적이고 깊은 진정상태를 의미하는데 가족이 원하는 경우 부르면 대답할 정도의 깊이로 하는 경우도 있으며 간헐적인 진정과 얕은 진정도 있다.

2) 진정제 투여의 분류

(1) 1차적 진정과 2차적 진정(모르핀 증량 등의 결과로 일어난다)
(2) 지속적 진정(사망까지 한다)과 간헐적 진정(야간이나 고통시에만 한다)
(3) 종말기 진정(임종전 몇 시간부터 며칠간)과 비종말기 진정(임종전 몇 주간부터 몇 개월)

3) 진정제 개시시 체크항목

(1) 표준적인 증상완화를 시도해도 완화가 불가능한 증상인가?

완화가 불가능한 증상인가 아닌가의 판단이 필요하다. 의사가 표준적인 증상 관리의 기술이나 지식이 있는가, 이미 생각할 수 있는 방법은 모두 시도해 보았는가.

임종시 의료인측도 객관적인 평가를 하기 어려운 경우가 많아서 2명 이상의 의사 또는 간호사, 사회복지사 등 여러 직종에서 판단하는 것이 중요하다. 특히 괴로운 것은 환자 본인인가, 아니면 이를 지켜보고 있는 의료인이나 가족인가 잘 이해할 필요가 있다.

(2) 죽음이 임박한 증상인가?

예후 예측의 곤란성이다. 남겨진 시간이 일 단위거나 주 단위이면 마지막 시간의 고통경감에 힘쓰게 되지만 진정제 투여 후 월 단위가 되는 경우는 괴로운 것이다. 장기에 걸친 경우는 진정제 투여의 계속에 관해서 재검토해야 한다.

① 환자 또는 가족의 동의가 있었는가?

② 의료진 사이에서 합의가 이루어졌는가?

(3) 진정제 투여의 동의서

다음과 같은 내용에 동의한 후 진정제를 투여한다.

① 현재의 완화의료 진통제로 고통완화가 어려움

② 완화를 위해 자기를 원함

③ 간헐적인 경우 원하는 시간에는 잠에서 깰 수 있음

④ 지속적인 경우 계속 사용할 수 있음

⑤ 진정제 투여에 의해 급변도 있을 수 있음

가족에 대한 치료라는 시점에서의 접근도 필요하다. '내가 돌볼 수 없어서 자게 할 수 밖에 없었다' 든가, '괴로운 모습을 보고 있을 수 없었던 것은 나 자신의 문제였던 것은 아닐까. 그 때문에 임종시기를 빠르게 해버렸다' 등의 죄책감에 빠지는 경우가 있다. 의료진측도 최선을 다한 점, 그 밖에 개선할 수단이 없었던 점 그리고 진정제 투여 후 상태의 변화는 가족의 책임이 아니라는 것을 알려줄 필요가 있다. 또 진정제 투여 후에도 청각이나 촉각이 남아서 가족이 곁에 있는 것을 느낄 수 있고 그것은 환자에게 안도감으로 전달되는 점 등을 성의있게 설명해야 한다.

또 가족 간에 의견의 불일치가 생기는 경우도 있어서 동의서 작성시에는 가능한 많은 가족을 모이게 해서 동시에 설명할 필요도 있다. 또한 환자・가족간의 의견 불일치에 관해서도 조정해 갈 필요가 있다. 예를 들면, 환자 본인은 지속적으로 자고 싶은데 가족들은 아직 대화를 나누고 싶어 간헐적 진정을 희망하는 경우이다. 이 반대의 경우도 있을 수 있다. 역시 환자의 의견을 중심으로 하고 가족의 의견도 받아들이면서 조정해 가는 것이 중요하다.

4) 진정의 구체적인 약제

(1) 미다조람

진정의 구체적인 약제로는 midazolam이 있다. 이 약제는 진정작용 유도가 신속하고 효과도 빠르다는 특징이 있다. 그 때문에 하루종일 잠드는 것은 문제가 있지만 저녁부터 아침까지 자고 싶다고 했을 때는 조절성이 좋아서 사용하기 쉽다. 또 하루종일 자는 것으로 환자나 가족이 선택했지만 다시 대화를 나누고 싶다는 희망으로 약제를 끊은 경우의 각성도 빠르다.

투여량은 간헐투여로 21시~6시(9시간)이면 15~20mg에서 개시하고 있다. 수액펌프나 실린지 펌프로 주입하는 것이 과량투여의 예방이 되어 바람직하지만 진정의 깊이와 호흡상태를 보면서 적당하게 조절할 필요도 있다. 특히 도입시는 빠르게 주입하여 잠든 것을 확인한 후에 유지하는 것이 필요하다. 지속피하주입법도 좋지만 급속하게 진정을 하고 싶을 때의 조절성은 지속적인 정맥주사쪽이 뛰어나다.

(2) 피노바비탈

또 midazolam에 내성이 생겨서 보다 깊은 진정이 필요할 때는 phenobarbital을 사용한다. 지속피하주입법으로 시간당 10~20mg부터 개시하고 증상을 관찰하면서 시간당 50mg까지 증량한다. 충분한 효과발현까지 12~24시간을 요하지만 확실성이 높다. 소량의 피노바비탈의 지속피하주입법으로 말기 암환자의 견디기 힘든 고통을 경감시키고 환자와 대화가 가능한 수준으로 진정을 얻을 수 있다고 보고되고 있다.

(3) 진정과 수액/스테로이드

진정 후에도 수액이나 스테로이드를 계속 투여할 것인지에 대해서는 의견이 다양하다. 진정 후에 수액을 완전히 중지하면 며칠 이내에 죽음을 맞이할 것이다. 물론 본인이나 가족의 의견이 명확하면 수액이 없어도 된다.

스테로이드는 말기에 권태감의 경감, 식욕증진, 기분의 고양, 통증완화 등 효과가 다양하여 널리 사용되는 약제이지만 진정 후에는 중지하는 편이 좋다.

제 5 장

생명윤리

Hospice & Palliative Care

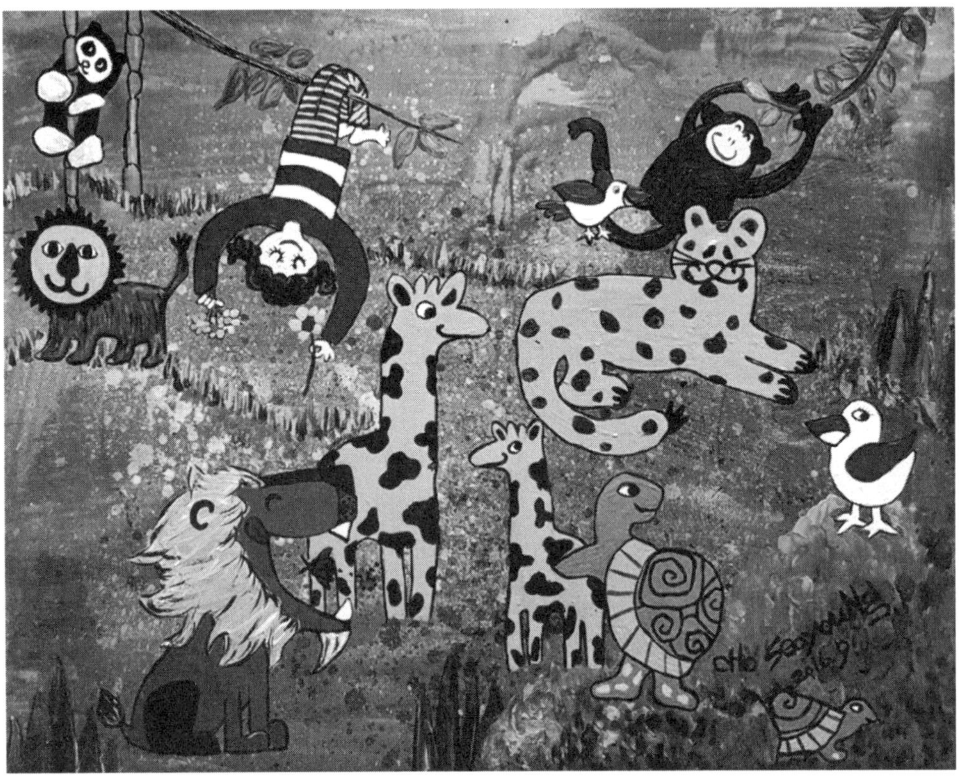

제 5 장

생명윤리

1. 생의윤리(生医倫理)

1) 윤리의 어원

'윤리' 또는 '윤리적'이라는 말은 옳은 것과 그른 것, 좋은 것과 나쁜 것에 관한 가치판단을 하는 인간의 능력을 뜻하고 또 윤리적인 기준과 일치하는 행동을 가리키기도 한다.

2) 윤리적 의사결정

윤리적 의사결정이란 업무 수행 중에 직면하게 되는 윤리적 딜레마 상황에서 실제로 의사결정을 내리는 것을 의미한다.

3) 윤리적 의사결정의 근거

윤리적 의사결정시 판단근거로 삼을 수 있는 가치나 지식으로는 전문직 의무, 윤리 이론, 윤리 원칙, 윤리 규칙, 생명의료 윤리학, 양심과 종교적 원리 등이 있다.

(1) 전문직 의무

한국간호사 윤리강령(1972)에서는 전문적 간호행위의 윤리적 지침을 제시하여 간호의 윤리적 의사결정을 위한 기본 가치로써 제안하고 있으며 간호의 근본이념을 '인간 생명의 존중'과 '인간의 기본권리 존중'이라고 명시하고 있다.

(2) 윤리 이론

① 공리주의

19세기 영국의 철학자 벤담(J. Bentham)과 밀(J.S. Mill)에 의해 주장되었다. 벤담은 인간성의 구조가 본래 유용성의 원리를 받아들이도록 마련되어 있음을 강조하며 '최대다수의 최대행복'을 추구하였고 밀은 벤담의 이론을 보충하면서 그의 공리주의가 기본개념으로 삼은 것은 '행위 유용성'이다.

이 이론은 결과이전의 원인이나 의도보다는 결과적으로 나타난 선의 유무가 윤리행동의 척도가 된다는 것으로 공리주의자들은 결과론자들이고 어떤 것도 그 자체로서 옳거나 그르지 않다고 믿으며 수단은 중요시되지 않고 행위의 결과만이 중요하다고 생각한다.

② 의무주의

의무주의는 어떤 상황에서라도 존중되고 지켜가야 할 절대적 가치가 있음을 전제로 하며 결과보다는 취해진 행동의 형태나 본질을 더 중요하게 여기는 이론이다.

'이 세상에 있어서「선 의지」외에는 무조건 선(善)하다고 볼 수 있는 것은 하나도 없다.'라는 구절은 칸트 윤리학의 출발점인 동시에 기본 전제이다. 이는 그 자체로서 선한 것, 본래적 선의 가치를 가진 것은 오직「선 의지」로서 이는 옳은 행동을 오로지 그것이 선하다는 이유로 항상 택하는 것을 말한다.

칸트의 정언명법(定言命法)은 '오직 보편적인 법칙이 될 수 있는 격률에 따라서만 행동해야 한다.'로 행위의 결과를 중요시하지 않고 결단을 내리는 행위들을 의미한다. 또한 인간을 다루는 행위는 언제나 목적이어야지 수단이 되어서는 안된다고 설명하고 있다. 모든 이성적 존재는 그 자체로서 가치가 있는데 이 가치는 이성을 지니고 있는 존재라고 하는 점에서 가치있으며 이성은 모든 사람에게 본래적 가치와 존엄성을 부여한다.

(3) 윤리 원칙

윤리 원칙으로는 4개의 원칙과 3개의 규칙을 분류하였다.

4개의 원칙 : ① 자율성 원칙 ② 무해성 원칙 ③ 선행 원칙 ④ 정의 원칙

3개의 규칙 : '정직', '신의', '성실'

각각에 대한 내용을 살펴보면 다음과 같다.

① 자율성(autonomy)의 원칙

개인이 스스로 선택한 계획에 따라 행동과정을 결정하는 행동자유의 한 형태이다. 다시 말하면 개인의 독립성, 자립성, 자주성 등을 의미하며 인격존중의 원리도 자율성에 속한다.

권리는 이 원칙에서 나오며 긍정적인 권리는 무엇인가 해야 할 의무를 가졌다는 것이고 부정적인 권리는 무엇을 하는 데 있어서 참고 억제하는 의무를 말한다. 전통적인 서양철학은 윤리나 법에서 자율성이 최상의 가치이고 초석으로 칸트도 인간의 자율성은 도덕적인 절대성으로 존중되어야 한다고 한다.

사전동의(informed consent)의 원칙이 여기에 포함되는데 이는 환자로부터 치료에 대한 동의를 받기 위해서 모든 관련된 정보를 제공해 주어 시행될 치료와 처치에 자발적으로 동의하고 협조하는 법적이고 윤리적인 조건을 말한다. 사전동의를 윤리적이라고 할 수 있는 일반적 기준 세가지는 첫째, 알려주어야 할 내용은 전문직에서 시행되는 모든 내용이며 둘째, 합리적인 보통사람이 알고 싶어하는 모든 것이며 셋째, 환자가 알고 싶어하는 것이 된다.

② 무해성(maleficence)의 원칙

무해성의 기능은 고의적으로 해를 가하는 것을 피하거나 해가 될 위험을 피하는 것이다. 상해의 위험이 있는 경우 법과 윤리에 따라 의무적인 보호의 표준이 정해진다. 이 표준은 합리적으로 인간을 생각해서 상해의 가능성, 위험성, 중대성이 정

당화된 만큼 심각할 때 사용되어야 한다.

③ 선행(beneficence)의 원칙

선행은 타인을 돕기 위해 적극적이고 긍정적인 관계를 요구하기 때문에 무해성보다는 이타적이고 포용적인 것으로 간주된다. 선행은 선을 행하는 하나의 의무요 긍정적인 윤리로 친절과는 구별되어야 한다. 만약 임종에 가까운 환자가 치료 보류를 원할 때 그 요구를 들어주는 것이 자선적인 행위이며, 환자의 자율성을 존중하는 것인지 아니면 무해성의 의무를 반하는 행위인지 고려할 필요가 있다.

'온정적 간섭주의'가 여기에 포함된다. 이는 보호받는 개인의 바람과 희망을 고려하지 않고 보호자의 주관으로 이롭다고 생각되고 해로움을 예방한다고 생각되는 행동을 우선으로 선택하는 것이다. 하지만 어린이의 경우나 판단을 제대로 할 수 없는 경우는 선의의 간섭을 함으로써 대상자에게 좋은 결과를 가져오는 긍정적인 경우도 고려해야 한다.

④ 정의(justice)의 원칙

정의의 원칙은 분배적 원칙으로 인간의 권리가 그 발달 정도에 따라 각기 달리 분배될 수 있다는 것이다. 예를 들어, 노인 환자나 청년 환자에게 똑같이 기쁜 마음으로 공평한 간호를 하는 것은 정의로운 윤리감에서 나온 행동이라고 할 수 있다. 정의 원칙으로부터는 고려의 평등(equality of cosideration)이나 법 앞의 평등과 같은 것들이 도출된다. 바로 이러한 이유 때문에 정의는 장애를 가진 사람들에게 특수한 배려를 해줄 것을 요구하기도 한다.

(4) 윤리 규칙(Rules of Ethics)

① 정직(veracity)

정직은 진실을 말해야 하는 의무이다. 다른 사람을 존중하고 선을 위해서 진실을 말해야 한다는 것이다. 약속을 지키는 것이 의무에 속하며 의사소통할 때 진실된 것만 말하고 거짓말을 하거나 속이는 일을 해서는 안된다는 것이다.

② 신의(confidentiality)

나이팅게일 서약문에도 '간호하면서 알게 된 개인이나 가족의 사정은 비밀로 한다.' 는 내용이 있다. 즉, 환자의 개인차와 독자적인 인격을 존중하여야 한다는 것이다. 환자의 사생활 보호 의무와 환자의 비밀유지 의무는 간호윤리의 한 부분으로서 한국간호사 윤리강령과 국제간호사 윤리강령에도 명시되어 있다.

③ 성실(fidelity)

성실을 자율성의 원리와 개인 인격의 독자성으로부터 기인되는 도덕적 법이라고 하였고(Beauchamp과 Childress, 1983), 성실을 윤리원칙보다 더 중요한 것으로 인식하고 특히 계약적 관계에서는 기본적인 윤리 규칙으로서 약속이행과 동일하게 사용한다(May, 1980).

(5) 생의윤리학(Biomedical Ethics)

학자에 따라 윤리학을 구분하는 방법이 다르지만 Taylor에 의하면 윤리학은 기술윤리학, 규범윤리학, 분석윤리학으로 나눈다. 생명의료윤리학(이하 생의윤리학이라 칭함)은 규범윤리학에 속한다(김영진, 2000).

생의윤리학은 생명공학과 의학에 관한 윤리학적 탐구이다. 윤리학은 철학의 한 분야이므로 생의윤리학은 생명공학과 의학에 관한 사실과학적 탐구를 요구할 뿐만 아니라 이에 대한 철학적 연구도 포함하는 학제적인 성격을 지닌다(김상득, 2000).

생의윤리학 연구는 두 가지 성격을 가진다.

첫째, 개념의 분류와 의미의 명료화 작업으로서 생의윤리학적 추론의 타당성과 도덕적 신념의 체계화 작업이다. 예를 들어 안락사는 인간존엄성의 참다운 실현이라 주장한다면 안락사와 인간존엄성의 개념을 철학적으로 분류하고 의미를 명료화하는 작업을 수행하게 된다.

둘째, 생명의료에 대한 철학적 연구는 가치철학으로서 규범적 성격을 지닌다. 그러므로 생의윤리학은 생명공학과 의학이 어떻게 이루어지고 있는지의 물음이 아니라 마땅히 어떠해야만 하는지의 물음에 대해 탐구한다(김상득, 2000).

2. 연명의료중단

1) 연명의료

연명(延命)의료란 의학적으로 죽음을 초래하는 질환은 회복시키지 못한 채 생명현상만을 유지해 인위적으로 생명을 연장하는 의료적 조치를 말한다. 판례에서 언급하고 있는 연명치료는 '의학적으로 환자가 의식의 회복가능성이 없고 생명과 관련된 중요한 생체기능의 상실을 회복할 수 없으며 환자의 신체상태에 비추어 짧은 시간 내에 사망에 이를 수 있음이 명백한 경우에 이루어지는 진료행위'를 말한다.

2) 연명의료결정

임종과정에 있는 환자에 대한 연명의료를 시행하지 않거나 중단하기로 하는 결정을 말한다.

(1) 연명의료결정과 유지

연명의료중단은 환자의 생명을 단축할지도 모르는 위험이 있으나 환자의 고통을 덜어주기 위하여 취하는 행위로 이러한 성격의 행위는 의사의 사명에 속하는 행위이다. 중단하는 의료행위로는 심폐소생술, 혈액투석, 항암제 투여, 인공호흡기 착용 등이 있다.

연명의료결정시에도 마지막 단계를 견딜 수 있도록 하는 배려로써 영양 · 물 공급, 단순산소 공급 등은 유지한다.

[표 5-1] 연명의료중단과 유지

중 단	유 지
심폐소생술 혈액투석 항암제 투여 인공호흡기 착용	영양 · 물 공급 단순산소 공급

(2) 연명의료결정 방법

연명의료결정 방법으로는 의식이 있을 때, 의식이 없을 때, 의식추정이 불가할 때로 나누어 살펴보면 다음과 같다.

① 의식이 있을 때

㉠ 연명의료계획서

병원에서 환자와 담당의사가 함께 작성하여야 하며 담당의사는 환자에게 질병상태와 진행 과정이 어떤지, 의료행위를 어떻게 할 것인지, 진료의 효과가 어떻게 나타날 수 있는지 등을 설명할 수 있고 환자는 담당의사에게 원하는 것을 말할 수 있다. 환자와 의사간의 대화를 통하여 진료계획을 수립하는 연명의료계획서는 이 점에서 긍정적인 측면이 있다.

㉡ 사전의료의향서

죽음이 임박하였을 때 치료여부 의사를 미리 밝혀두는 문서로서 다음 내용을 포함할 수 있다.

ⓐ 마지막 날들을 어디에서 보내고 싶은가?

ⓑ 스스로 결정을 내릴 수 없는 경우 즉 임종시 누구를 대리인으로 지명하겠는가?

ⓒ 간병인이 통증, 영양공급 및 대소변 관리 등을 할 때 어떻게 해주길 바라는가?

ⓓ 심폐소생술을 원하는가?

ⓔ 임종 치료에 대해서 어떠한 재정적 준비가 되어 있는가?

② 의식이 없을 때

㉠ 사전의료의향서가 있을 경우

환자가 담당의사와 충분한 상담을 통해 이성적 판단이 가능한 상황에서 작성한 연명의료계획서에 대해서는 환자의 명시적 의사로 인정하도록 정하고 있다. 이는 환자가 회복 불가능한 단계에 이르렀을 경우에도 자신의 연명의료 거부 내지 중단에 관한 의사를 밝혔다면 특별한 사정이 없는 한 자기결정권을 행사한 것으로 인정한다.

㉡ 사전의료의향서가 없을 경우

가족(배우자, 직계비속, 직계존속에 한함) 2인 이상이 환자의 평상시 의사(과거 행적, 소신 등)에 대하여 일치하는 진술을 하고 이를 1명의 담당의사와 1명의 해당분야 전문의가 판단 후 환자의 의사를 추정하여 인정할 수 있다.

③ 의식추정이 불가할 때

환자의 명시적 의사표시도 없고 환자의 의사를 추정할 수도 없다면 법정대리인이나 성년 후견인 등 적법한 대리인 그리고 가족(배우자, 직계비속, 직계존속에 한함) 전원이 합의하여 대리 결정한다. 이 경우 1명의 담당의사와 1명의 해당분야 전문의가 환자를 대리하는 결정이 합리적인지 확인하도록 한다.

[표 5-2] 연명의료결정 방법

의식이 있을 때	의식이 없을 때	의사추정 불가할 때
• 연명의료계획서 + • 사전의료의향서 (의사와 함께 작성)	• 사전의료의향서가 있을 때 → 의사 2명 확인 • 사전의료의향서가 없을 때 → 가족 2인 이상 진술 일치시 의사 2명이 확인 * 가족(배우자, 부모, 자녀, 형제, 자매) 중 1명이라도 진술이 다를 경우 중단 불가	• 미성년자 → 친권자 결정 • 성인 → 가족 전원 합의 + 의사 2명 확인

3) 주요 국가의 연명의료결정 관련법

(1) 미국

미국은 연명의료중단에 관한 개별 사건에 대한 법원의 판결을 축적하여 법률안을 마련하고 있다. 미국 뉴저지 주 대법원은 '식물인간 상태에 있는 환자의 연명치료 거부권은 헌법상 보장된 프라이버시 권리에 해당한다.'라며 인공호흡기를 제거하는데 동의하는 판결을 내렸다. 한편 연방대법원은 '의사결정능력이 있는 사람은 원하지 않는 의료처치를 거절하는데 주요한 자유권적 이익을 가지고 있다'고 하고 자유권의 내용 속에는 의사결정능력이 있는 환자가 생명연장의 수분과 영양공급을 거절할 권리도 포함되어 있다고 판시하였다. 보통법상의 원리는 환자의 동의없이 수술을 하는 경우 이는 고의적인 행위로 불법에 해당하며 그 손해에 대해 배상책임을 질 수 있다는 내용도 포함하고 있다.

미국은 각 州는 유형과 내용의 차이는 있으나 연명의료결정에 관한 법이 존재한다. 유형별로 보면 생전유언법(Living Will Act) 혹은 사전의료의향서법(Advance Directives Act), 자연사법(Natural Death Act, 1976), 존엄사법(Death with Dignity Act, 1997) 등으로 존재한다. 주(州) 마다 차이가 있으나 약 40여개 주에서 환자가족의 동의 등 엄격한 요건 아래 생명 보조장치를 제거하는 수준의 소극적 안락사 행위는 대체로 인정되나 적극적 안락사는 인정하지 아니하고 있는 것으로 보인다. 자연사법은 1976년 캘리포니아 주에서 인정한 이래 대부분의 주들이 자연사법을 제정하여 시행하고 있다. 오레곤 주의 경우 1997년 말기환자에 대해 의사의 처방에 따른 약물투여 방식에 의한 안락사를 합법화하는 존엄사법을 제정하였다. 다만 의사의 도움을 받아서 자살할 수 있는 규정을 두고 있는 등 존엄사에 관한 개념이 혼란하여 존엄사의 정의나 그 범위를 일률적으로 정하기 매우 어렵다. 1999년 텍사스 주는 1999년 사전의료의향서법을 제정하여 병원은 환자의 상태를 고려하여 더 이상의 의학적 치료가 필요하지 않은 것으로 판단되는 경우 다른 병원으로 전원할 것을 통지하고 통지 후 10일이 경과하여도 전원하지 않을 경우 환자 또는 가족이 반대하더라도 연명치료를 중단할 수 있도록 규정하였다. '환자자기결정법'은 메디케어나 메디케이드를 받는 의료기관은 환자들에게 연명치료를 거부할 수 있는 권리가 있다는 사실을 고지하도록 하고 연명치료 거부에 관한 사전의료의향서를 작성할 수 있도록 규정하였다. 사전의료의향서는 생전유언 또는 의료에 관한 지속적 대리인(DPA; Durable Power of Attorney for health care)을 지정하는 방식으로 작성된다. 이러한 규정을 통해 환자의 의사표시 및 말기상태임을 확인하고 이를 증명하는 서식과 절차에 따라 말기환자의 생명연장 시술을 보류하거나 중단하는 것을 허용한다. 사전의료의향서에 따라 생명연장 시술을 보류하거나 중단함으로써 자연적인 죽음의 과정을 야기한 의료진의 행위는 민사 책임, 형사책임, 병원윤리위원회로부터 제재 등 모든 법적 책임으로부터 면제된다. 예컨대 오레곤 주의 경우 안락사에 참여한 의사의 형사책임이 면제되기 위해서는 존엄한 죽음에 대한 환자의 명시적 요청이 있고 자발적 의사표시를 할 수 있는 만 18세 이상의 성인이라는 환자의 적격요건을 구비하여야 하며 담당의사의 투약처방이 있는 경우 환자는 자기 스스로의 행위를 통해 삶을 끝낼 수 있도록 규정하고 있다. 다만 의료진의 고의 내지 과실로 인하여 자연적인 죽음의 과정 이외의 방법으로 생명을 종료시킬 경우 벌금형, 일급 살인죄 등으로 처벌하고 있다.

주마다 차이가 있지만 일반적인 연명의료중단 및 보류의 전제조건은 첫째, 예외가 있지만 질병으로 인하여 치료할 수 없거나 회복할 수 없는 상태이거나 말기상태로 생명유지장치가 단지 죽음의 순간을 연장하는 데 불과한 기능을 하는 경우를 의미한다. 말기상태는 주치의 등 2명 이상 의사의 확인이 필요하다. 둘째, 환자의 사전의료의향서 작성시 2명의 증인의 참석 및 서명이 요구된다. 다만 환자와 혈연 또는 혼인관계, 유산 상속이나 재산상의 이해관계가 있는 자, 치료비에 대한 재정적 부담을 지고 있는 자, 의료진, 의료인 또는 의료기관이 고용한 자 등은 증인에서 제외하고 있다. 셋째, 주치의는 환자의 말기상태 여부를 증명하고 확인해 줄 의무가 있다. 의사능력을 가진 성인은 말기상태에서 연명의료를 보류하거나 중단하는 지시를 서면으로 할 수 있다. 주치의의 확인과 환자의 서면 지시과정을 거쳐 치료 보류와 중단의 의사표시를 행한 환자만 적격환자로서 인정한다. 넷째, 병원윤리위원회를 두고 일반적으로 의사능력이 없는 말기환자의 연명의료장치 제거를 허용할 것인지 여부를 논의하고 판단하는 역할을 수행하고 있다. 연방차원에서 연명의료결정과 관련한 상황에서의 병원윤리위원회의 기능 및 역할을 제고하기 위해 모델법안을 제시하고 있다. 모델법안에 따르면 병원윤리위원회의 필수기능으로 의사결정능력이 없는 말기환자를 대신하여 이루어진 치료결정의 심의, 윤리적인 의미가 있는 의료결정에 대한 심의, 환자 및 그 가족이나 의료진에 대한 상담제공 등의 업무를 수행할 것을 규정하고 있다.

(2) 독일

독일 민법(2009)은 성인이 아직 임박하지 않은 자신의 건강상태에 대한 특정한 검사, 치료행위 또는 의사의 침습 행위를 특정시점에서 사전의료의향의 형태로 문서작성이 가능하다. 후견인은 환자의 사전의료의향서가 현재의 환자 상태와 의료행위의 상황이 일치하는지에 대하여 심사한 후 일치하는 경우에 한해 후견인은 피후견인의 의사표시를 할 수 있다. 환자의 사전의료의향서가 없거나 환자 사전의료지시가 특정한 환자생명의 상황 또는 의료행위의 상황이 일치하지 않는 경우에 후견인은 피후견인의 치료행위에 대한 추정적 의사를 확정하고 그것을 기초로 의료적 처치를 승낙할 것인지 여부를 결정해야 한다. 추정적 의사는 구체적인 근거를 기초로 조사되어야 하며 과거에 구두 또는 문서로 나타난 내용, 윤리적·종교적 신념과 피후견인의 개인적인 가치관도 함께 고려되어야 한다. 환자의 건강상태에 대한 검사나 치료행위, 의사의 침습 행위에 대한 후견인의 승낙은 피후견인이 그 처치로 인하여 사망하거나 중대한 또는 장기간의 건강악화를 야기할 수 있는 근거있는 위험이 존재하는 경우에는 후견법원의 승인을 필요로 한다. 후견법원은 후견인의 승낙, 거부 또는 승낙의 철회가 피후견인의 의사와 일치하는 경우에만 승인한다.

(3) 프랑스

프랑스 관련 법률로는 「Loi no.99-477 (1999)」이 있다. 동법은 고통 완화의료를 받을 수 있는 권리를 인정하고 질병치료를 거부할 수 있는 권리를 인정하고 있다. 「Loi no.2002-303 (2002)」 법은 고통 완화의료의 권리를 강화하여 의료진은 질병치료에 따르는 고통을 환자에게 사전 고지할 의무를 부여하여 의료진은 가능한 모든 방안을 동원하여 환자의 고통을 완화할 의무를 부여하고 있다. 또한 질병치료를 거부할 수 있는 권리를 강화하여 환자가 질병치료를 거부할 경우 환자의 수명이 단축되는 위험이 있더라도 동 치료의 중단이 가능하다. 이 경우 의료진은 환자에게 질병치료의 필요성을 설명하고 치료를 권고할 의무가 있다.

「Leonetti」 법률은 환자가 의식불명일 경우 의료진은 질병치료중단 결정이 가능하다. 환자가 '사전의료의향서'를 통해 자신의 질병치료 중단을 요구한 경우 동 사전의사 표시가 없는 경우라도 환자의 '대리인'의 의사에 따라 치료중단이 가능하다. 환자의 질병치료 거부가 있을 경우 2인의 의료진의 의견일치가 있어야 치료중단이 가능하다. 동법은 연명의료의 결정, 생명을 간접적으로 단축시킬 수 있는 치료 등에 대한 환자 및 의료인의 권리 · 의무를 규정하고 있다.

(4) 오스트리아

오스트리아의 '환자자기결정법'(2006)에는 연명의료중단에 대한 생전유언의 허용조건을 정하고 있다.

첫째, 생전유언의 법적 구속력 요건으로 작성자는 통찰력과 판단력을 소유하고 있어야 하며 생전유언의 결과가 심사숙고하여 고려되었다는 것이 명백해야 하며 선행적인 상담절차가 이행되어야 한다. 또한 생전유언이 대리인, 공증인 등이 참석한 가운데 서면으로 작성되어 일시가 표시되었고 생전유언의 결과에 대해서 정보를 받았다면 해당 생전유언은 구속력을 가진다.

둘째, 상담절차의 선행적 이행이다. 구속력있는 생전유언의 증서 작성에 앞서 종합적 의료상담의 선행이 필수적이다. 의사는 설명한 사실을 문서로 기록 · 서명하고 환자가 확인하도록 하고 있다. 셋째, 생전유언의 구속력 상실, 철회, 무효 등이다. 환자가 특별하게 규정하지 않는 한 작성일로부터 5년간 유효하도록 하고 있다. 불완전한 생전유언은 환자의 추정적 의사 확인에 참작 사유가 될 수 있다. 생전유언의 무효요건으로 자유롭고 진지한 선언에 기초하지 않거나 또는 착오, 기망 또는 물리적 정신적 강요에 의해서 시도되어 그 내용이 법적으로 받아들일 수 없는 경우, 생전유언의 내용과 관련된 의료 상황이 생전유언이 작성된 이후로 본질적으로 변화를 가져왔을 때, 환자가 생전유언을 취소하거나 더 이상 유효하지 않다는 것을 명시적으로 표현하는 경우로 정하고 있다.

환자에게 생전유언에 대해 설명하였다면 담당의사는 진료기록부에 생전유언의 기록을 첨부하여야 하며 만약 생전유언이 병원 밖에서 작성되었다면 진료기록에 첨부해서 이를 기록해야 한다. 부당한 방법으로 생전유언이 작성되고 활용시에는 벌금형 또는 과태료 부과를 할 수 있다.

(5) 일본

일본은 관련 법률은 없으나 1995년 요코하마 법원 판례로 일정 요건하에 연명의료결정을 사회적으로 용인하는 추세이다. 인정요건으로는 ① 환자의 참기 힘든 고통 ② 죽음의 임박성 ③ 본인의 의사 ④ 고통제거수단의 유무 등을 제시하고 있다.

일본 후생노동성은 2007년 환자의 사전의료의향서를 존중하는 '종말기 의료결정 프로세스에 관한 가이드라인'을 제정했다. 민간단체인 일본존엄사협회가 법제화 서명운동을 벌이며 사회적 합의를 시도했지만 결론을 내지 못하자 정부가 지침을 만들었다. 이 가이드라인에 따르면 죽음을 앞두고 있는 환자의 치료 여부를 결정할 때 환자와 의료팀이 충분히 대화를 나누고 합의 내용은 문서에 남긴다. 환자가 의식불명에 빠져 본인 의사를 확인할 수 없을 때는 가족이 환자의 뜻을 추정해 연명치료 여부를 정한다. 추정하기 어렵다면 가족과 충분히 대화를 해서 최선의 방안을 찾는다. 가족들의 의견이 엇갈리거나 가족이 없으면 전문가 위원회의 조언을 받는다.

2012년에 의원입법으로 '종말기 의료에 있어서 환자의 의사존중에 관한 법률안(존엄사법)'이 국회에 제출되기도 하였다. 이 법안은 종말기에 관한 판정, 환자의 의사에 따른 연명의료의 중단 및 이에 관련한 면책 등에 관하여 필요한 사항을 정하는 것을 목적으로 하고 있다. 의사에게도 연명조치를 중단하는 경우 의료상 필요한 주의를 다하고 종말기 환자 또는 그 가족에 대하여 당해 연명의료중지 방법, 이로부터 발생할 수 있는 사태 등에 대하여 필요한 설명을 할 것을 규정하고 있다. 2012년에 발의된 존엄사법은 최초의 종말기 의료에 대한 법안이라는 점에서 의의가 있다. 종말기 판정에 대한 의사의 자격 내지 절차에 대한 내용을 후생노동성령에 일임하고 있으나 명확한 기준에 대한 사회적 합의가 없다는 점에서 비판이 있어 통과되지 못하였다. 일본은 이전부터 일본의사회나 일본병원협회 등에서 종말기 의료시행에 대한 가이드라인을 제정하여 실제 의료기관의 종말기 의료중단시 중요한 지침으로서 기능하고 있다. 구체적인 일본 '종말기의료 결정프로세스 가이드라인'(2007)은 다음과 같다.

첫째, 종말기 의료는 의사 등 의료종사자로부터 적절한 정보의 제공과 설명에 기초하여 환자가 의료종사자와의 대화를 통해 환자 본인이 내린 결정에 기초하여 진행하도록 하고 있다.

둘째, 종말기 의료는 다학제적 의료종사자로 구성된 의료케어팀에 의해 의학적 타당성과 적절성을 바탕으로 신중하게 판단하도록 하고 있다.

셋째, 환자가 의료인과 충분한 대화를 통해 작성한 사전의료의향서에 근거하여 가족이 환자의 추정적 의사를 추정할 수 있는 경우 그 추정 의사를 존중해 환자에게 최선의 치료 방침을 취하는 것을 기본으로 한다. 대리결정의 경우 가족이 환자의 의사를 추정할 수 없는 경우에는 가족 간 충분한 논의를 통해 환자에게 최선의 치료 방침을 정한다. 가족이 없는 경우 및 가족이 판단을 의료팀에 맡기는 경우에는 의료팀이 환자에게 최선의 치료 방침을 정하도록 하고 있다.

넷째, 의료팀에서 전문적 의료결정이 어려운 경우, 환자와 의료인과의 대화에서 타당하고 적절한 의료 내용에 대한 합의를 얻을 수 없는 경우, 가족간 의견이 합치되지 않거나 의료인과의 대화에서 타당하고 적절한 의료 내용에 대한 합의를 얻을 수 없는 경우 등의 치료 방침에 대해 전문가로 구성된 별도의 위원회에서 검토 및 조언을 얻을 수 있다.

(6) 영국 / 대만 / 네덜란드

영국은 19세기 말부터 안락사를 합법화하려는 입법제안이 몇 차례 있었으나 연명의료에 관한 법률은 없다. 다만 1993년, 3년 이상 식물인간 상태로 있던 자에게 영양공급 장치를 제거해도 좋다는 판결을 선고하는 등 제한적으로 존엄사를 인정하는 판결이 있다.

대만은 2000년 6월 호스피스 · 완화의료법을 제정하여 말기환자의 고통을 완화하는 의료를 행하고 심폐소생술을 시행하지 않는 것과 관련된 사항을 규정하였다.

네덜란드는 판례를 통하여 엄격한 요건하에 존엄사나 안락사를 허용하여 오던 중 2002년 4월부터 시행하고 있다.

[사례 1] 서울대학교병원 무의미한 연명치료중단에 대한 진료지침

□ 목 적

이 지침은 서울대학교병원(이하 "병원"이라 한다)의 진료 과정에서 회복 가능성이 없는 환자가 본인의 자율적 의지에 의해 품위있고 편안하게 임종을 맞이할 수 있도록 환자를 돕고 연명치료 중단 상황에 놓여 있는 의료진의 행동의 범위와 기준을 제시함을 목적으로 한다.

□ 범 위

이 지침은 1) 뇌사 상태의 환자 2) 말기암 환자 3) 만성질환의 말기상태 환자를 대상으로 한다.

□ 원 칙

1. 환자와 환자 가족
   1) 환자와 가족은 환자의 상태, 치료방법과 효과, 연명치료 등에 대하여 담당 의사에게서 자세한 정보를 받고 설명을 들을 권리가 있다.
   2) 환자는 받은 정보와 설명을 바탕으로 본인의 치료에 대한 의사결정에 참여하고 병원은 환자의 의견과 가치관을 존중해야 한다.
   3) 무의미한 연명치료를 원하지 않는 경우 환자는 사전의료의향서(붙임1)를 작성하고 연명치료를 거부할 수 있다.
   4) 환자가 스스로 제3호의 의사표시를 할 수 없을 때에는 환자가 지명한 대리인이 대신할 수 있다.
   5) 환자가 스스로 대리인을 지명할 수 없을 때에는 환자에게 무엇이 최선일지에 대하여 의료진과 가족이 충분히 상의하여 의견일치가 있을 경우 가족의 동의를 얻어 환자의 입장에서 최선의 치료 방침을 정하는 것을 원칙으로 한다.
   6) 생명을 단축시키려는 의도를 가지는 안락사, 환자의 자살을 유도하는 의사조력자살은 허용하지 않는다.

2. 담당 의료진
   1) 담당 의료진은 연명치료에 대한 환자의 생각을 반영하기 위해 노력하여야 한다.
   2) 담당 의료진은 환자의 통증이나 다른 불편한 증상을 완화하기 위해 충분히 노력해야 하며 환자나 그 가족의 정신적, 사회경제적인 고통을 줄일 수 있는 의료를 실시하여야 한다.
   3) 담당 의료진은 환자의 상태, 치료 방법과 효과, 예후, 연명치료 등에 대하여 환자와 그 가족들이 이해할 수 있게 설명하고 환자의 상태에 변화가 있으면 이를 다시 환자와 그 가족에게 설명하고 의논하여야 한다.
   4) 두 명 이상의 의사가 회생 가능성이 희박함에 동의하고 연명 가능성도 짧다고(통상적으로 3개월 미만) 판단한 환자에 국한하여 무의미한 연명치료의 중단 여부를 논의할 수 있다.
   5) 담당 의료진은 무의미한 연명치료중단이 환자에 대한 모든 의료행위를 중단하는 것은 아니라는 것을 설명하고 고통을 줄이고 인간다운 품위를 유지할 수 있는 기본적인 의료는 계속한다는 것을 설명하여야 한다.
   6) 담당 의료진은 환자가 합리적으로 결정할 수 있도록 돕고 자신이 결정한 내용을 서면으로 남기도록 환자에게 권유한다.

7) 병원은 연명치료중단과 관련된 모든 절차의 서면 기록을 남긴다.

ㅁ 무의미한 연명치료중단 결정 절차

1. 사전의료의향서에 근거하여 진료현장에서 결정이 가능한 상황

1) 대상

환자는 다음 질환 상태에서 연명치료 여부를 사전의료의향서에 미리 표현할 수 있으며 해당 질환상태에 이른 경우 이 사전의료의향서에 따라서 연명치료가 중단될 수 있다.

(1) 뇌사 상태(장기 이식 목적이 아닌 경우)

(2) 말기암(수술, 방사선치료, 항암 화학요법 등의 적극적인 항암 치료가 환자의 경과에 도움을 줄 수 없고 병세가 점점 악화되는 경우)

(3) 만성질환의 말기상태(회생 가능성이 없음에 대하여 이견이 없는 경우)

단, 말기암 또는 만성질환의 말기상태는 두 명 이상의 의사가 모두 회생 가능성이 희박하고 연명 가능성도 짧다고(통상적으로 3개월 미만) 판단한 경우에 한정한다. 두 명의 의사 중 해당 분야 전문의가 1명 이상 포함되어야 하며 담당 주치의는 말기 판단의 의학적 근거를 의무기록에 남겨야 한다.

2) 중단 가능한 연명치료기술의 범위

중단할 수 있는 연명치료 기술은 환자 상태의 개선이 아니라 환자의 연명 즉, 사망 과정의 연장으로서 현 상태의 유지에 관한 것이다.

3) 연명치료중단 결정 과정

담당 의사는 환자에게 환자의 의학적 상황과 연명치료의 장단점 및 완화의료에 대해 환자에게 충분히 설명하여야 한다. 환자는 사전의료의향서를 작성하여 회생 가능성이 없는 의학적 상태에서의 연명치료 거부의사를 표현할 수 있다. 환자가 해당 질환 상태에 이른 것으로 판단한 경우 의료진은 환자의 의사에 따라 연명치료를 중단할 수 있다.

(1) 사전의료의향서에는 연명치료에 대한 말기 환자 본인의 선택을 명시해야 하며 환자가 특정인을 대리인으로 지정할 수 있다.

(2) 사전의료의향서를 통하여 특수 연명치료(심폐소생술, 인공호흡기 등)를 거부한 환자가 임종에 임박하게 되면 담당 의사는 의학적 상황과 환자의 가치관을 모두 고려하여 일반 연명치료 지속여부를 결정하여야 한다.

(3) 환자가 사전의료의향서를 통해 연명치료를 거부하였으나 환자와 그 대리인 사이에 의견 불일치가 있는 경우 환자의 결정을 존중해야 한다.

(4) 담당 주치의는 환자에게 사전의료의향서의 작성과 관련하여 그 내용을 변경하거나 결정을 철회할 수 있음을 반드시 설명해야 한다.

(5) 작성된 사전의료의향서는 병원의 의료윤리위원회에 보고한다.

2. 환자의 추정적 의사를 판단하여 진료현장에서 결정이 가능한 상황

1) 대상 및 중단 가능한 연명치료기술의 범위

환자 본인의 의사를 기존의 언행과 가치관을 통해 추정하여 연명치료여부를 결정하는 것은 환자의 의사를 확인할 수 없는 경우에만 가능하며 구체적인 대상 및 중단 가능한 연명치료 기술의 범위는 '사전의료의향서에 근거하여 진료현장에서 결정이 가능한 상황'과 동일하다.

2) 연명치료중단 결정 과정

(1) 환자가 연명치료에 대한 사전의료의향서에서 특정대리인을 지정한 경우에는 대리인의 의견에 따라 연명치료중단을 결정한다.

(2) 환자가 무의미한 연명치료 거부 의사를 표현하지만 사전의료의향서 형태로 문서화할 수 없는 상황에서는 보호자, 의료진, 제삼자가 입회한 가운데 환자가 연명치료중단에 대한 의사결정능력이 있다고 판단될 때 대리인이 사전의료의향서에 서명할 수 있다.

(3) 환자의 평소 가치관이나 신념 등에 비추어 무의미한 연명치료를 중단하는 것이 객관적으로 환자의 최선의 이익에 부합한다고 인정되고 환자에게 자기결정권을 행사할 수 있는 기회가 주어지더라도 연명치료의 중단을 선택하였을 것이라고 볼 수 있는 경우에는 그 연명치료중단에 관한 환자의 의사를 추정할 수 있다고 인정하여 환자의 의견을 대신하여 대리인이 사전의료의향서에 서명할 수 있다.

(4) 작성된 사전의료의향서는 병원의 의료윤리위원회에 보고한다.

3. 병원의 윤리위원회의 판단에 따라야 하는 경우

1) 대상

(1) '사전의료의향서에 근거하여 진료현장에서 결정이 가능한 상황'의 질병상태이나 다음의 경우에 해당되는 경우

① 환자의 의사 추정 또는 의학적 판단이 어려운 경우

② 환자의 의사결정능력 유무에 대한 판단이 의심스러운 경우

③ 환자의 의사표시의 진정성이 의심스러운 경우

④ 회생 가능성에 대한 이견이 있는 경우

⑤ 환자, 가족, 의료진 사이에 의견 차이가 조정되지 않거나 가치 충돌 혹은 분쟁이 발생한 경우

(2) 특수 연명치료(인공호흡기 등)에 의존하는 지속적 식물상태

지속적 식물상태는 신경과, 법의학, 신경외과, 내과 및 식물상태 판정의 능력이 있는 전문의 2인과 담당 의사가 함께 판정한다.

2) 연명치료중단 결정 과정

(1) 의료진은 의료윤리위원회에 연명치료중단의 타당성 심의를 의뢰하고 그 판단을 따른다. 의료윤리위원회는 환자, 가족, 의료진의 의견을 충분히 수용하여야 한다.

(2) 환자의 자기결정권에 대한 확인 과정은 '사전의료의향서에 근거하여 진료 현장에서 결정이 가능한 상황' 또는 '환자의 추정적 의사를 판단하여 진료 현장에서 결정이 가능한 상황'의 연명치료중단 결정 과정과 동일하다. 연명치료중단을 요구하는 환자나 환자 대리인의 의견에 의료윤리위원회가 의학적 타당성을 검토한 뒤 동의하면 의료진은 그 의견을 따라야 한다.

(3) 연명치료중단을 요구하는 의료진의 의견에 의료윤리위원회가 동의하나 환자와 환자 대리인이 모두 그 의견을 따르지 않는다면 연명치료는 중단할 수 없다. 연명치료가 '무의미'하다는 의료진의 기술적 판단에 의료윤리위원회가 동의하더라도 환자 본인이 이에 동의하지 않으면 연명치료를 중단할 수 없다.

(4) 이견이 조정되지 않는 경우 환자는 담당 의료진을 바꾸거나 다른 병원을 선택할 수 있다.
(5) 연명 장치의 제거 등 법률적 문제가 수반될 수 있는 사안은 국가가 정한 법률 또는 지침 등을 준수한다.

4. 법원의 결정을 따라야 하는 경우

영양 공급 등 일반 연명치료에 의존하는 식물인간 상태는 회생 가능성은 희박하지만 연명 가능 기간이 길어질 것이므로 신중하게 접근해야 한다. 다음의 경우 다양한 의학적 상황이 포함되어 있으며 안락사 논쟁으로 비약되기 쉬우므로 법원의 결정을 따른다.

1) 지속적 식물인간 상태에서 일반 연명치료(영양공급 등)의 중단 여부
2) 병원 의료윤리위원회에서 결정하지 못한 경우

무의미한 연명치료중단에 대한 진료지침

(붙임 1)

말기 환자의 심폐소생술 및 연명치료에 대한 사전의료의향서

환자명 : 병록 번호 :

본인 ___________는(은) 앞으로 질병이 진행하여 소위 말기라고 부르는 상황에 처하게 될 경우를 대비하여 미리 가족과 의료진에게 심폐소생술과 연명치료에 대하여 다음과 같이 요청하고자 합니다.

나는 현재의 질병 상태에 대해 담당 의사 __________로부터 충분한 설명을 들었고 이해하고 있습니다. 나는 향후 질환이 진행하면 자신의 상태에 대하여 현명하게 판단하고 치료에 대한 올바른 결정을 내리기 힘들 정도로 의식이 나쁜 상황이 발생할 수 있음을 알고 있습니다. 또한 일부 침습적인 시술 및 심폐소생술의 경우 생명 연장 및 증상 완화의 목적을 달성하지 못한 채 고통만 증가시킬 수 있음을 알고 있습니다. 심폐소생술 및 연명치료 시행여부는 나의 생명에 대한 가치관을 반영하여 결정되는 것이 적절하며 원하지 않는 경우 이 같은 시술을 거부할 수 있음을 알고 있습니다. 내가 올바른 판단을 할 수 없는 상황이 발생하였을 때 가족과 의료진들은 현재 내가 작성하는 사전의료의향서를 통하여 심폐소생술 및 연명치료에 대한 나의 가치관을 반영하여 줄 것을 요청합니다. 나는 내 가치관에 근거하여 내가 원하는 대로 인간적이고 존엄한 임종을 맞이하길 희망합니다. 나의 의도가 나의 가족과 의료진에게 구체적이고 왜곡없이 전달되어 평소의 소망대로 존엄한 임종을 맞이할 수 있도록 치료를 진행하여 주십시오. 또한 이상의 내용이 타인에 의해 변경되지 않고 표기한 대로 법적인 효력을 유지하기를 희망합니다.

무의미한 연명치료중단에 대한 진료지침

연명치료종류(해당사항에 O표 해주십시오)	원합니다	원하지 않습니다
중환자실 입원이 필요한 적극적 연명치료		
1. 심폐소생술 (심장마사지, 강심제, 제세동, 인공호흡 등) (심폐소생술 후에는 중환자실 치료가 필요합니다)	( )	( )
2. 인공호흡기 (인공호흡기는 중환자실 치료가 필요합니다)	( )	( )
3. 혈액투석 (신기능 저하시 필요한 혈액투석은 일부 환자의 경우 중환자실 치료가 필요합니다)	( )	( )
큰 고통이 따르지 않는 검사, 처치 및 기타 사항 (예 : 혈액검사, 혈압상승제, 항생제, 수혈 등)		
(______________________________)	( )	( )

나는 사전의료의향서를 작성하는 것이 나에 대한 모든 의료행위를 포기하는 것은 아니라는 것을 잘 이해하고 있고 진통제 치료와 같이 고통을 경감시키고 삶의 질을 향상시키는 기본적인 의료는 계속된다는 것을 이해하고 있습니다.

나의 생명에 대한 가치관을 가장 잘 반영할 수 있는 대리인으로

(이름: ________, 관계: ________, 대리인 연락처: ________________)를 지정하며 여기에 기술되지 않은 사항이 발생한다면 의료진은 나의 대리인과 상의하여 결정해 주기를 바랍니다. 나는 언제든지 이 의향서를 내 가치관의 변화에 따라서 자의로 폐지할 수 있음을 이해하고 있습니다. 또한 이 사전의료의향서는 누구의 강요도 아닌 나 자신의 자율적인 선택에 의해 맑은 정신 상태에서 그 내용의 의미를 잘 파악한 상태하에 이루어진 것임을 밝혀 두며 이에 서명합니다.

무의미한 연명치료중단에 대한 진료지침

〈설명 의사〉 ________ 과 ________________ (서명)

〈설명에 참여한 의료인〉 ______ 과 ____________ (서명) ______ 과 ____________ (서명)

〈함께 설명을 들은 보호자〉 ___________ (서명) ___________ (서명) ___________ (서명)

〈일시〉 _______ 년 _______ 월 _______ 일 〈장소〉 ___________________________

〈환자〉

환자명 : (서명)

주민등록번호 :

주소 :

전화번호 :

〈대리인〉

이름 : (서명) 환자와의 관계 : 환자의 ( )

주민등록번호 :

주소 :

전화번호 :

〈환자가 직접 서명하지 못하는 경우라면 그 사유는 아래와 같습니다〉

의사 기입 : ______________________________________ 의사 : ___________ (서명)

※ 법적인 근거가 될 수 있으니 가능한 모든 문항을 작성해 주십시오.

[사례 2] 사전의료의향서 실천모임 「사전의료의향서」

사전의료의향서(事前醫療意向書)

나(이름 :)는 명료한 정신 상태에서 직접 이 사전의료의향서를 작성합니다. 건강을 회복할 수 없는 상태가 되고, 진단과 치료에 대하여 나 스스로의 의사표시가 불가능해질 때 담당 의료진과 가족들이 이 사전의료의향서에 기록된 나의 뜻을 존중해주기 바랍니다. (나는 언제라도 이 사전의료의향서를 직접 변경하거나 철회할 수 있음을 알고 있습니다)

Ⅰ. 적용 시기

다음과 같은 건강과 정신 상태에서 이 사전의료의향서의 뜻을 반영해주십시오.
(원하시는 부분에 V표시해주십시오)

시기	연명치료		설 명
	원합니다	원하지 않습니다	
뇌 기능의 심각한 장애			뇌 기능의 심각한 장애로 호흡과 체온 유지 등 기본적 신체기능 유지가 불가능하고, 단기간 내에 죽음을 맞이할 가능성이 높은 것으로 의료진(2인 이상)이 판단한 경우
질병의 말기			질병이 진행하여 말기상태로 건강 회복이 불가능하고, 단기간 내에 죽음을 맞이할 가능성이 높은 것으로 의료진(2인 이상)이 판단한 경우
노령과 관련된 죽음			특정한 질병이 없이 노화로 몸의 장기와 조직이 기능을 다하여 단기간 내에 죽음을 맞이할 가능성이 높은 것으로 의료진(2인 이상)이 판단한 경우

Ⅱ. 무의미한 연명치료의 거절

건강을 회복할 수 없는 상태에서 생명유지장치를 사용한 연명치료가 신체적, 정신적 고통만 증가시키며 죽음의 과정을 무의미하게 연장한다면 다음의 선택을 존중해주십시오.
(원하시는 부분에 V표시해주십시오)

구분	연명치료		설 명
	원합니다	원하지 않습니다	
생명유지장치			강심제와 승압제, 심폐소생술, 제세동기, 인공호흡기 적용, 혈액투석, 체외순환 등 연명조치를 통해 혈액순환과 호흡기능 등 기본적인 기능만을 유지하는 것
인위적인 영양공급			위나 장으로 경관 튜브를 삽입하거나 혈관에 연결한 관을 통해 영양을 공급하는 것
완화 의료 치료	무의미한 연명조치를 거절하는 경우라도 신체적, 정신적 고통을 줄이는 완화 치료를 원합니다. 적절한 최선의 통증조절, 체온 유지, 욕창예방, 배변과 배뇨의 도움, 수분 및 영양공급 등 청결하고 편안하게 지낼 수 있는 조치를 원합니다.		

Ⅲ. 대리인 지정

내가 치료법에 대한 결정을 직접 내릴 수 없는 때에 아래에 기록된 사람이 치료에 대한 최종적인 권한을 행사하도록 위임합니다. 만약 불가피한 사정으로 1순위 대리인이 결정을 내릴 수 없다면, 아래 2순위 대리인이 나의 권한을 위임받도록 지정합니다.

1순위 대리인	성명 :	관계 :
	연락처(주소, 휴대전화 등)	

2순위 대리인	성명 :	관계 :
	연락처(주소, 휴대전화 등)	

Ⅳ. 작성자 및 증인 서명

작성자 본인과 증인 본인 직접 작성과 서명을 하셔야 합니다.

작성자	성명 : 서명/인	주민등록번호
	전화 :	
	주소 :	
증 인	성명 : 서명/인	주민등록번호
	전화 :	
	주소 :	
작성일자	년 월 일	

Ⅴ. 사전의료의향서 보관 방법

사전의료의향서	작성자가 보관하시거나, 가족 등 다른 분에게 맡기시고 주위 분들에게 알려두십시오.
작성 확인증	성명, 생년월일, 작성일자, 보관자 또는 보관장소 등 내용을 기입하여 작성자가 소지하십시오.

Ⅵ. 그 외 남기고 싶은 정보

위의 문항 이외 뜻을 밝혀놓은 정보가 있다면 기입해 놓으십시오.

(예 : 의학적 조치에 대한 사전의료의향서 외에 장례 등에 관한 나의 뜻을 정리한 문서가 있습니다)

사전의료의향서 실천모임

3. 존엄사

1) 존엄사의 정의

존엄사란 품위있는 죽음을 의미한다. 최선의 의학적 치료를 다했음에도 불구하고 회복이 불가능한 사망의 단계가 임박하였을 때 오로지 생명현상 유지만을 위한 무의미한 연명치료(기계호흡, 심폐소생술 등)를 중단하고 인간으로서 지녀야 할 최소한의 품위를 지키면서 자연적 죽음을 받아들이는 것을 의미한다. 이때 무의미한 연명치료의 중단이 생명의 단축을 의미하지는 않는다. 의학적으로 인공호흡기 사용이나 심폐소생술, 신장투석 등 생명유지 기술이 발달했지만 죽음의 과정에 접어든 말기환자의 경우에는 고통을 연장할 뿐 오히려 비인간적이라는 윤리적 측면에서 지적되고 있다.

안락사나 존엄사는 윤리적・종교적・법적・의학적 문제들이 복합적으로 얽혀 있어 오랫동안 논란이 계속되고 있으며 대부분의 나라에서 적극적 안락사는 허용되지 않는다. 네덜란드, 벨기에, 룩셈부르크는 존엄사와 안락사를 모두 합법화하여 가장 진보적 입장이고 미국은 오리건주와 워싱턴주에서 법적으로 허용하고 있으며 40개 주에서는 인공호흡기 제거 등의 소극적 형태로 허용하고 있다. 일본은 2006년 회복 가능성이 없는 말기 환자에 대하여 사실상 소극적 안락사를 허용하는 가이드라인을 제정하였고 영국도 대체로 폭넓게 인정하는 분위기이다.

2) 존엄사 사례

(1) 보라매병원 사건

1997년 12월 4일 오후 술에 취해 화장실에 가다 넘어져 머리를 다친 김모씨가 서울시립보라매병원에서 응급 뇌수술을 받고 인공호흡기에 의존해 생명을 유지하고 있었다. 부인 이모씨는 병원비를 감당하기 어렵다면서 퇴원을 요구했다. 의사 양모씨는 김씨의 의식이 돌아오고 있지만 퇴원을 해서 인공호흡을 중단하면 죽는다는 사실을 설명해 극구 만류했지만 부인의 주장을 꺾지 못했고 사망하더라도 이의를 제기하지 않겠다는 서약서를 받은 뒤 퇴원시켰다. 김씨를 구급차를 이용해 환자를 집으로 옮겨 인공호흡장치를 제거하자 5분쯤 뒤 환자는 호흡곤란으로 죽었다. 검찰은 1998년 1월 의사 양씨 등에 대해 '의학적 판단에 따라 치료해야 할 중환자를 보호자의 퇴원 요구만으로 집에 돌려보내 죽게 한 것은 살인행위'라 하여 사법사상 처음으로 이 모씨에게 살인죄를 적용해 불구속 기소했다. 환자를 계속 치료했으면 회복할 가능성이 있었는지, 또 회복 가능성이 있는 환자를 퇴원시켰다면 의사의 행위가 살인죄에 해당하는지, 7년 여 동안 검찰과 변호인 측 사이에 치열한 법리논쟁이 벌어졌다. 1심을 맡은 서울지법 남부지원은 환자의 부인 뿐 아니라 의료진에게도 살인죄를 적용했고 서울고법은 의료진에게는 살인방조죄를 인정했고 대법원에서는 원심의 판결을 확정했다. 1심의 판결이 알려진 이후 전국의 병원에서는 살인방조죄 기소를 면하기 위해 지금까지 관례적으로 퇴원시켜 왔던 회생가능성이 없는 환자를 퇴원시키기를 거부했다.

(2) 세브란스병원 사건

김할머니는 2008년 2월 폐암 조직검사를 받다가 과다출혈로 식물인간이 되었다. 자녀들은 김할머니의 인공호흡기 등 연명치료의 중단을 요구하여 재판 끝에 2009년 5월 21일 대법원에서 승소했다. 김할머니는 인공호흡기를 뗀 뒤에도 튜브로 영양을 제공받으면서 생존하다가 2010년 1월 10일 사망했다.

이 판결에 따르면 식물인간 상태인 고령의 환자를 인공호흡기로 연명하는 것에 대하여 질병의 호전을 포기한 상태에서 현 상태만을 유지하기 위하여 이루어지는 연명의료는 무의미한 신체침해 행위로써 오히려 인간의 존엄과 가치를 해하는 것이며 회복 불가능한 사망의 단계에 이른 환자가 인간으로서의 존엄과 가치 및 행복추구권에 기초하여 자기결정권을 행사하는 것으로 인정되는 경우에는 연명의료 중단을 허용할 수 있다고 하였다. 연명의료가 무의미하고 환자의 의사가 추정되는 경우로 제한하기는 하였으나 사실상 존엄사(또는 소극적 안락사)를 인정한 첫 판례이다.

모든 국민은 인간으로서의 존엄과 가치를 가지며 행복을 추구할 권리를 가진다. 국가는 개인이 가지는 불가침의 기본적 인권을 확인하고 이를 보장할 의무를 진다(헌법 제10조).

인간의 존엄성과 행복추구권에는 자기운명결정권이 전제되어 있고 자기운명결정권에는 환자가 자기의 생명과 신체의 기능을 어떻게 유지할지 스스로 결정할 권리가 포함되어 있다는 것이 법원의 판단이다. 회복이 불가능한 상황에서 죽음을 맞이하려는 환자의 의사결정을 존중하는 것이 헌법정신에 부합한다는 말이다. 하지만 대법원은 '진료 중단은 극히 제한적으로 신중하게 판단해야 한다.' 며 존엄사를 허용하기 위한 몇 가지 기준을 제시했다.

① '회복 불가능한 사망단계' 에 진입한 환자에 대해 진료 중단을 허용해야 한다.

② 미리 의료인에게 자신의 연명의료 거부·중단에 관한 의사(사전의료의향)를 밝힌 경우에 해당해야 한다.

③ 사전의료의향서가 없는 경우에는 환자의 평소 가치관이나 신념 등에 비추어 연명의료 중단을 선택했을 것이라고 볼 수 있는 경우에만 가능하다.

④ '회복 불가능한 사망 단계'는 전문 의사 등으로 구성된 위원회의 판단을 거쳐야 한다.

대법원은 '회복 불가능한 사망단계' 를 의학적으로 환자가 의식의 회복 가능성이 없고 생명과 관련된 중요한 생체 기능의 상실을 회복할 수 없으며 환자의 신체 상태에 비추어 짧은 시간 내에 사망에 이를 수 있음이 명백한 경우로 정의했다. 또한 연명의료는 회복 불가능한 사망의 단계에서 이루어지는 진료 행위로서 질병의 호전을 목적으로 하는 것이 아니라 질병의 호전을 사실상 포기한 상태에서 오로지 현 상태를 유지하기 위해 이루어지는 치료로 봤다.

김 할머니는 대법원 판결에 따라 2009년 6월 인공호흡기를 제거한 상태에서도 200일 정도 생존을 이어갔다. 이 때문에 종교·의학·법학계와 시민단체에서는 존엄사를 둘러싼 찬반 논란이 더욱 가열됐다.

행복하게 살 권리 못지않게 고통없이 품위있게 죽을 권리도 중요하다.

4. 안락사

1) 안락사 정의

안락사(安樂死, euthanasia)란 불치병 등의 이유로 더 이상 회복이 불가능하며 치료가 무의미하다고 판단되는 환자의 경우 직·간접적 방법으로 고통없이 죽음에 이르게 하는 행위를 말한다. 즉, 자연적 죽음이 아닌 인위적인 행위로 생명을 단축시키는 것이며 존엄사와는 의미가 전혀 다르다. 죽음에 이르게 하는 수단에 따라 적극적 안락사와 소극적 안락사로 구분할 수 있으며 환자의 동의여부에 따라 자발적 안락사와 비자발적 안락사로 나뉜다.

(1) 적극적 안락사

적극적 안락사는 안락사를 수행하는 사람이 불치병이나 아주 심한 고통을 앓고 있는 환자, 의식이 없는 환자의 삶을 단축시킬 것을 의도로 인공호흡기 제거, 독극물 투여 등의 행위를 직접적으로 하는 것이다.

적극적 안락사는 종교적, 의학적, 법률적으로 허용되지 않는다. 비록 환자의 명시적인 청탁이나 촉탁이 있었고 '고통제거수단' 으로 이를 행하였다고 하더라도 살인죄가 성립된다.

(2) 소극적 안락사

소극적 안락사는 더 이상 환자의 치료가 불가능한 때 환자나 가족의 요청에 따라 생명유지에 필수적인 영양공급, 약물투여 등의 연명의료 서비스를 중단함으로써 환자를 죽음에 이르게 하는 행위를 의미한다.

(3) 자발적 안락사

자발적 안락사는 환자가 자신의 죽음에 대해 동의하였을 때의 안락사를 말한다. 이때 환자는 타인으로부터 어떠한 강요도 받지 않아야 한다.

(4) 비자발적 안락사

비자발적 안락사는 무뇌아, 신생아, 혼수상태, 식물인간, 중증치매환자, 정신장애인 등 환자 스스로 삶과 죽음에 대한 선택을 할 수 없는 경우 진정제 투여나 생명연장 장치를 제거하는 행위를 말한다.

2) 국외 안락사 현황

(1) 중국

중국은 안락사를 공식적으로 금지한다. 하지만 인구가 너무 많기 때문에 암암리에 안락사를 시키는 경우가 많다. 대도시 지역에서는 환자가 죽을병에 걸렸다고 해도 최선을 다해 끝까지 치료받는 경우가 많지만 재정이 열악한 시골 지역에서는 환자가 제대로 된 치료를 받을 수 없으며 안락사가 허용되는 경우가 많다.

(2) 호주

1996년 9월 노던 주에서 세계 최초로 안락사를 법제화하였다가 6개월 만에 폐지되었다. 호주 연방 8개 주 가운데 3개주는 생명연장 장치를 제거하는 의료행위를 합법적으로 허용하며 나머지 주도 관습법상 안락사를 인정한다.

1996년에 호주의 노던 지역에서는 세계 최초로 안락사를 합법화했으며 모두 4명의 환자가 컴퓨터를 활용한 독극물 주사로 목숨을 끊었다. 하지만 이듬해 중앙정부가 이를 백지화하고자 모험가인 크리스티앙 로시터가 법원에 소송을 했다. 그는 여러 차례 부상을 당해 전신이 마비된 상태였다. 자신을 돌보는 요양원 직원들이 음식과 물을 튜브로 위에 공급하지 않도록 해달라는 것이었다. 그런 식으로 목숨을 연장하는게 '생지옥'이라며 차라리 죽음을 편안히 맞아들이겠다고 했다. 그가 요양소를 관리하는 브라이트워터 요양그룹에 음식이나 물 공급을 중단해 달라고 한 것만 40여 차례였다. 당시 그는 기자들에게 "난 죽고 싶다. 난 내 몸에 갇힌 죄수다. 움직일 수조차 없다. 난 죽음이 두렵지 않고 다만 고통이 두려울 따름이다."라고 말했다. 그는 2010년 말쯤 승소했다. 서호주 대법원의 웨인 마틴 수석판사는 로시터가 자신에게 맞는 치료법을 선택할 권리가 있으며 브라이트워터 요양그룹이 그의 요구에 응한다고 해도 처벌받지 않을 것이라고 판결했다.

(3) 미국

① 오리건 주

환자가 서면으로 2차례 이상 요구하고 2명 이상의 증인 그리고 2명 이상의 의사에게 진료를 받은 후 의사가 처방전을 써주면 약국에서 약을 복용해 죽음을 맞이하게 된다. 이 제도를 '존엄 안락사법(Death with Dignity Act)'이라고 지칭하고 있다. 2005년 15년째 식물인간이었던 테리 시아보에게서 영양공급 튜브를 제거하는 것에 관해 논란이 있었다. 7년 동안 판결을 거듭하다가 튜브제거가 타당하다는 최종 판결이 났다. 시아보는 영양공급장치 제거 13일 만에 숨졌다.

② 워싱턴 주

워싱턴 주에서는 2008년 11월에 선거를 통해 60%의 찬성표를 얻어 존엄사법이 통과되었다. 이 법안은 2009년 3월부터 효력이 발생하였다. 워싱턴 주에서 존엄사가 행해지기 위해서는 환자의 나이가 적어도 18세이고 워싱턴 주의 거주민에게만 시행될 수 있다. 또한 환자가 6개월 정도밖에 살 수 없는 것을 의사 2명이 진단을 내려야 하고 존엄사를 원하는 환자는 15일 사이로 2회에 걸쳐 구두로 존엄사를 요구해야 하며 2명의 참관인이 서면으로 요구해야 한다.

(4) 영국

19세기 말부터 안락사 논쟁이 있었으나 안락사를 허용하는 법률은 없다.

영국에서 회복가능성이 없는 환자들은 공격적인 치료를 중단할 수 있고 증상이 악화되어 자기의사를 말할 수 없을 정도로 아픈 상황을 대비해 더 이상의 치료를 거부하는 의사를 밝힐 수 있는데 이를 '사망유언'이라고 한다. 1993년 식물인간 상태로 3년 이상 있는 경우 영양공급장치를 제거해도 좋다는 판결이 나온 이후 대체로 존엄사를 용인하는 분위기다.

영국 고등법원은 인공호흡기 없이는 숨도 제대로 쉴 수 없는 43세의 전신마비 여성이 인공호흡기 제거를 위해 제기한 소송에서 판사는 판결문에서 장애 정도가 심한 사람의 경우 그 같은 조건에서 살아가는 것은 죽음보다 고통스러울 수 있다는 점을 인정해야 한다고 판시했다.

(5) 독일

독일에서는 안락사를 직접적 안락사, 간접적 안락사, 수동적 안락사 그리고 의사 조력에 의한 자살로 나누고 있다. 직접적 안락사는 의사나 제3자가 회생이 불가능한 환자에게 치사량의 모르핀 등을 투여하여 직접적으로 사망에 이르게 하는 것으로 형법 216조항에 따라 법적으로 처벌을 받는다.

간접적 안락사는 환자의 고통을 경감하기 위해 투여한 약물이 의도치 않게 환자의 수명이 단축된 경우를 말한다. 이 때 의사는 환자 고통경감이 목적이기 때문에 법적으로 처벌받지 않는다. 수동적 안락사는 인공호흡기 등 생명연장 장치를 제거하거나 환자가 의식을 잃었을 때 환자의 의식을 되살리기 위해 어떠한 노력도 하지 않는 것을 말한다. 환자가 사전에 동의하였을 경우 법적으로 처벌받지 않는다.

'의사조력자살'은 말기암 환자와 같은 회생이 불가능하고 임종이 얼마 남지 않은 환자들에게 의사가 치사량의 처방약을 제공하면 환자가 직접 복용하는 자살방법이다. 이 방법은 독일에서 오랜 논란이 되고 있는 부분으로 독일의 의학계, 법률계는 1980년대부터 이 방법에 관한 법률제정을 국회에 요청한 상태이다.

(6) 일본

일본은 아시아에서 유일하게 소극적 안락사를 인정하고 있지만 안락사 관련법은 없다. 1950년부터 안락사 문제가 논쟁의 대상이 되어 왔다.

안락사 행위의 유죄여부에 관한 1995년 요코하마 법원의 판례가 안락사에 관한 준거의 틀을 제공하고 있다. 요코하마 법원은 적극적인 안락사를 허용하기 위한 다음과 같은 4가지 조건을 명시했다.

① 환자의 참을 수 없는 고통

② 죽음 시기의 임박성

③ 본인의 의사표시

④ 고통제거 수단이 없음

가나가와 현의 도카이대학 부속병원에서 의사가 가족의 요청에 따라 다발성골수종을 앓고 있는 말기환자에게 독물을 주사하여 사망케 했다. 나중에 환자 아들이 보조자살요청을 부인함으로써 1995년 3월 요코하마 지방법원은 의사에게 살인죄를 적용하여 징역 2년에 집행유예 2년의 판결을 내렸다.

교토에서 공립병원장이 말기 암환자에게 근육이완제를 투여하여 사망케 했는데 환자의 의사명시가 없는 것이 문제가 되었으나 결국 증거불충분으로 무죄선고 됐다.

한편 일본에서는 죽음이 임박했을 때 생명연장 치료를 거부해 자연사를 선택하는 존엄사는 폭넓게 인정되고 있다. 깨끗한 죽음의 선택 권리를 제창하는 일본존엄사협회 등의 단체들이 활약하고 있다.

(7) 브라질

브라질에서는 원칙적으로 안락사를 법으로 금지하고 있지만 병원에서 암암리에 공공연하게 안락사가 이루어지고 있다.

(8) 캐나다

캐나다에서는 2012년 이전까지만 해도 안락사를 허용하는 것이 형사법으로 금지되어 있다. 그러나 2012년 6월 15일, 안락사를 금지한 형사법 조항이 캐나다 헌법인 권리와 자유 헌장에 어긋난다는 판결이 내려지면서 안락사가 한시적으로 허용되었고 이후 캐나다에서 안락사의 논쟁은 끊이지 않는다.

캐나다 정부 관리들은 이 법안이 '참기 어려운 통증을 겪고 있으며 죽음이 충분히 예견되는 어른'을 대상으로 하고 있으며 이 법의 혜택을 받으려면 캐나다의 의료서비스를 받을 자격에 합당해야만 한다고 밝혔다.

이 법의 적용을 받으려면 정신적으로 온전한 19세 이상의 성인으로 중증 또는 불치의 질병이나 장애로 회복 불가능한 마지막 단계에 있는 사람이어야 한다는 것이다.

3) 안락사의 찬반논쟁

안락사에 대한 찬반 내용을 살펴보면 다음과 같다.

[표 5-3] 안락사의 찬성·반대

찬 성	반 대
스스로의 삶을 통제할 수 있는 권리가 자기결정권이라면 스스로의 생명을 종결하는 행위 역시 자기결정권에 의하여 보장되어야 한다.	자기결정권의 입장은 현실적인 문제점이 있다. 개인의 안락사에 대한 선택이 완전히 자유롭다고 보기 어렵다. 재정 등의 이유로 더 이상 완화의료를 제공받을 수 없는 상황에서 환자의 죽음이 강제될 수 있다. 안락사의 허용은 개인의 자기결정권을 암암리에 침해하는 결과를 야기한다.
다른 사람의 도움없이는 스스로 목숨을 끊을 수 없는 사람들에게도 평등하게 목숨을 끊을 수 있도록 해야 한다. 실제로 대부분의 말기 환자들이 마지막 단계에 이르렀을 때 연명장치 제거를 요구하는 것은 허용되고 있다. 본인의 동의하에 안락사로 생명을 종결하는 것도 연명장치 제거와 질적으로 크게 다르지 않다. 연명장치 제거는 허용하면서 안락사를 허용하지 않는 것은 부당한 차별이다.	현실적으로 안락사를 선택하는 사람은 장기간의 치료를 감당하기 어려운 노인, 빈자, 불구자와 같은 사회적 소외계층일 가능성이 높다는 것이다. 안락사를 법적으로 허용하면 실질적으로는 소외된 계층의 평등하게 치료받고 생존할 권리가 침해될 수 있다.
말기환자는 경제적 부담, 무의미한 치료, 그리고 정신적 및 육체적 고통을 겪는다. 환자의 통제되지 않는 극심한 고통을 다른 사람이 참으라고 강요할 권리는 없다. 안락사는 본인과 가족의 자발적 동의를 거치므로 자살과는 근본적으로 다르며 축복 속에서 사랑하는 사람을 보낼 수 있는 방법이다.	인간의 존엄과 가치가 우리 법질서의 근간이 되는 이념으로서 기능한다. I. Kant는 인간이 이성적 존재로서 자유롭게 행동하고 선택할 능력이 있기 때문에 존엄하다고 본다. 그는 스스로를 도구로 사용하는 것이 아닌 목적으로 취급해야 한다고 주장했다. 안락사는 환자가 고통에서 벗어나기 위해 자신을 수단으로 이용하는 것이다.
J. Locke는 '사람들은 자기의 신체와 소유물을 마음대로 처분할 수 있는 완전한 자유를 가지고 있다.'라고 주장하였다. 자기의 몸에 대한 소유권자는 '자기'이므로 그에 대한 처분권 역시 자기에게 있다.	생명권은 인간의 기본권이다. 생명권은 이른바 '불가양의 권리'이다. 생명권은 일종의 의무적 권리이며 생명권 주체는 이 권리의 처분과 관련하여 어떠한 결정권도 갖지 못한다. 우리의 몸에 대한 소유권은 우리 자신이 아닌 신에게 있다. 따라서 스스로 생명을 종결하는 것은 금지되어야 한다.

찬 성	반 대
자발적으로 자신의 생명을 종결하는 것은 개인의 도덕적 신념으로 이루어진다. 안락사를 불법으로 간주하여 처벌하는 것은 국가가 개인에게 특정한 도덕적 결정을 강요하는 것과 다르지 않고 양심의 자유를 침해하는 것이다.	인간의 생명은 그 자체로서 무한한 가치가 있다. 스스로 목숨을 끊는 행위는 인간생명의 존엄성을 파괴하는 것이다. 만약 안락사가 허용되면 생명경시 풍조가 생겨날 것이며 이를 악용한 범죄들이 발생할 것이다.
사생활의 자유는 국민의 사생활을 국가가 방해하거나 금지할 수 없는 것이다. 국민이 자신의 신체에 대하여 결정하는 것은 사생활이며 이에 국가는 참견해서는 안 된다. 스스로 생명을 지속할 것인가 말 것인가에 대한 결정은 존중되어야 한다.	

5. 웰 다잉(Well-Dying)

1) 웰 다잉의 배경

인간은 누구나 죽음을 맞이할 수밖에 없으면서도 개인에 따라 죽음을 부정적으로 생각하거나 혐오스럽게 생각하면서 두려움이나 공포로 인식하는 경우도 있다. 죽음을 어떻게 인식하고 받아들이느냐에 따라 삶의 태도나 방식이 달라지기 때문에 좋은 삶과 좋은 죽음을 위해 죽음에 대한 태도는 매우 중요하다. 최근에 아름다운 죽음 즉, 웰 다잉에 대한 인식이 높아지면서 두려움이 감소되고 준비된 죽음을 맞이하는 경우가 증가하고 있는 추세이다. 죽음을 어떻게 맞이하는가는 어떻게 살아왔는가와 연결되어 좋은 삶은 좋은 죽음을 맞게 해줄 것이며 좋은 죽음이란 결국 좋은 삶의 마무리일 것이다(임송자 · 송선희, 2012).

이처럼 몇년 전부터 우리사회 전반을 휩쓸었던 '잘 먹고 잘 살자'라는 웰빙 열풍이 2009년 존엄사 논쟁에서 촉발된 웰다잉으로 연결되었고 인간으로서 존엄과 가치에 합당한 서비스를 받으며 생의 마지막 순간들을 의미있게 맞을 수 있는 품위 있는 죽음 즉, 웰 다잉에 대한 사회적 요구가 대두되고 있다(윤영호, 2008). 웰 다잉은 웰빙

[표 5-4] 품위있는 죽음을 맞이하기 위해 가장 중요한 것

항 목	비 율(%)
다른 사람에게 부담주지 않음	27.8
가족이나 의미있는 사람과 함께	26.0
주변정리 마무리	17.4
통증으로부터 해방	8.3
영적 안녕상태	8.1
집에서 임종	2.8
지금까지의 삶이 의미있게 생각	2.7
내 치료방법을 내가 선택	2.5
끝까지 의식상태가 명료	1.4
충분한 재정의 확보	0.7

출처 : 윤영호, 2004

과 연계되는 개념으로 육체적, 정신적 건강의 조화를 통해 행복하고 아름다운 삶을 살면서 죽음을 준비하는 것이다. 웰빙이 '사람이 사람답게 사는 것'이라면 웰 다잉은 인간으로서 품위 있는 죽음에 대한 소망을 전제로 삶의 내면을 풍요롭게 가꿔 삶의 가치를 높이는 것으로 '사람이 사람답게 죽는 것'을 의미한다(김미희, 2013; 정운경, 2015). 품위있는 죽음을 위해 가장 중요하다고 생각된 것은 [표 5-4]와 같다.

2) 웰 다잉의 개념

웰 다잉이란 살아온 날을 아름답게 정리하는 평안한 삶의 마무리를 의미한다. 삶의 마지막이자 가장 중요한 길이라 할 수 있는 죽음을 스스로 미리 준비하는 것은 자신의 생을 뜻깊게 보낼 뿐 아니라 남아 있는 가족들에게도 도움이 되는 것이라는 인식으로 나타난 현상이다. 고령화에 따른 각종 질병의 증가, 가족 해체와 1인 가구의 확산으로 급증하고 있는 고독사 등이 웰 다잉 트렌드를 이끄는 요인으로 거론되고 있다. 한국죽음학회는 '당하는 죽음이 아니라 맞이하는 죽음'이 되어야 한다고 강조한다.

3) 웰 다잉을 위한 준비

(1) 버킷리스트 작성하기

(2) 건강 체크하기
(3) 법적 효력있는 유언장, 자서전 작성하기
(4) 고독사 예방하기
(5) 장례 계획 세우기
(6) 자성의 시간 갖기
(7) 마음의 빚 청산하기
(8) 자원봉사하기
(9) 추억물품 보관하기
(10) 사전의료의향서 작성하기

4) 생전유언

생전유언이란 사고나 중증질환으로 판단능력을 상실했을 때 어떤 의료를 희망 또는 거부하는가를 의식이 명료한 시기에 작성해 두는 문서이다. 사전에 자신의 의료에 관한 희망을 남기는 방법으로 가족이나 주치의 등에게 전하는 지시나 자기 대신 의사결정을 해주는 대리인을 법적으로 지정한다는 조치도 있다. 생전유언의 근저에는 환자의 자율을 존중한다는 원칙과 판단능력이 있는 환자의 자율성을 환자가 판단능력을 상실한 시점에까지 확대한다는 내용이 담겨 있다. 자신이 병으로 인해서 불치의 상태가 되어 죽음의 시기가 임박해 있다고 판단된 경우에는 무리하게 생존기간을 연장하기 위한 연명의료를 거부할 것, 임종이 빨라지더라도 최대한 고통완화를 희망할 것, 그리고 몇 개월에 걸쳐서 식물상태에 빠진 경우에는 생명유지조치를 중지하기 바란다는 희망이 표명되어 있다.

생전유언은 법적 구속력을 가진 문서는 아니다. 그러나 환자의 희망이나 가치관을 존중하고 존엄하게 죽고자 하는 환자의 희망을 돕고자 하는 가족의 생각을 실현하기 위해서도 생전유언은 존중되어야 한다. 또 환자의 생전유언 존중은 환자의 자율성의 존중뿐 아니라 환자가 희망하지 않는 치료를 받음으로써 당하게 되는 불이익으로부터 환자를 지키고 가족의 치료중지를 포함한 곤란한 결정으로 인한 중압감을 제거할 수 있다. 이것은 의료종사자에게도 마찬가지여서 연명의료를 거부한다는 생전유언이 있으면 그것을 주요 판단근거로서 치료중지를 선택할 수 있다.

주위 사람들에게 드리는 말씀

인생의 마지막 순간이 오면 나는 자연스럽게 죽기를 바란다.
나는 병원이 아니고 집에 있기를 바라며 어떤 의사도 곁에 없기를 바란다.
의학은 삶에 대해 아는 것이 없는 것처럼 보이며 죽음에 대해서도 무지한 것처럼 보인다.
죽음이 가까이 왔을 무렵에 지붕이 없는 툭 트인 곳에 있고 싶다.
죽음이 다가오면 음식을 끊고 할 수 있으면 마시는 것도 끊기를 바란다.

나는 죽음의 과정을 예민하게 느끼고 싶다.
어떤 진통제나 마취제도 필요없다.
나는 되도록 빠르고 조용히 죽고싶다.
회한에 젖거나 슬픔에 잠길 필요는 없으니 오히려 자리를 함께 한 사람들은
마음과 행동에 조용함과 위엄, 이해와 평화로움을 갖춰 죽음의 경험을 함께 나눠 주기 바란다.
죽음은 무한한 경험의 세계.
나는 최선을 다해 살아왔으므로 기쁘게 또 희망찬 마음으로 죽음을 맞이하고자 한다.
죽음은 옮겨감이거나 깨어남이다.
삶의 다양한 전개와 마찬가지로 죽음 역시 우리는 흔쾌히 받아들여야 한다.

법이 요구하지 않는 한 어떤 장의업자나 그 밖의 직업으로 시체를 다루는 사람이 이 일에 끼어들어선 안 된다.
내가 죽은 뒤 되도록 빨리 친구들이 내 몸에 작업복을 입혀 침낭 속에 넣은
다음 평범한 나무 상자에 뉘기를 바란다.
상자 안이나 위에 어떤 장식도 치장도 해서는 안된다.
그렇게 옷을 입힌 몸은 화장터로 보내어 조용히 화장되기를 바란다.

어떤 장례식도 열려서는 안 된다.
어떤 상황에서든 언제 어떤 식으로든 목사님의 설교, 그 밖의 다른 종교인이 장례를 주관해서는 안된다.
화장이 끝난 뒤 재를 거두어 우리 땅의 나무 밑에 뿌려주기 바란다.
나는 맑은 의식으로 이 모든 요청을 하는 바이며 이런 요청이 내 뒤에 계속
살아가는 가장 가까운 사람들에게 존중되기를 바란다.

– Scott Nearing (1883~1983)

생전유언을 작성함에 있어서 가장 중요한 점은 자신의 가족이나 주치의와 충분히 얘기하여 정확한 정보에 입각하여 의사결정을 할 것과 자신의 가치관이나 인생관을 가족이나 의사에게 제대로 이해를 받는 것이다. 따라서 환자의 삶의 방식이나 사고방식을 이해하고 있는 사람들이 생전유언에 입각하여 현상황에서 최선이라고 생각되는 치료를 할 수 있도록 문서 작성뿐 아니라 평소의 대화가 필요하다.

(1) 생전유언 동의시의 문제점

① 환자가 생전유언 작성시 판단능력을 가지고 있었는가
② 환자의 판단은 충분한 정보에 입각해 있었는가
③ 환자는 제시된 정보를 이해하고 있었는가
④ 환자의 생전유언은 자발적으로 씌어진 것인가

(2) 생전유언의 문제점

① 환자의 생전유언에서의 희망이 추상적인 경우 그것을 어떻게 구체적인 치료에 반영시켜야 할지 알 수 없다.
② 생전유언이 상정된 상황과 실제 상황이 일치하지 않는다.
③ 회복의 가능성이 있고 예후가 불확실한 경우가 있다.
④ 법적 구속력이 없으므로 담당의사가 생전유언 존중을 주저할 수 있다.
⑤ 가족이 생전유언 존중을 주저할 수도 있다.

(3) 생전유언에 들어갈 내용

① 마지막 날들을 어디에서 보내고 싶은가?
② 죽어가고 있을 때뿐만 아니라 너무 병약해져서 치료에 대한 결정을 내릴 수 없는 경우 누구를 자신의 대리인으로 지명하겠는가?
③ 간병인이 통증 조절, 영양공급 및 대소변 관리 등을 할 때 어떻게 해주길 바라는가?
④ 심폐소생술로 살길 바라는가? 아니면 심폐소생술금지(DNR)를 원하는가?
⑤ 지속적이고 심각한 질환에 어떤 재정적 준비가 필요하며 또 어떻게 지불할 것인가에 대해 생각해보았는가?

다음은 생전유언 및 버킷리스트 사례들이다.

특히 [사례 1]은 미국의 비영리 조직인 Aging with Dignity에 의해 작성된 것으로서 생명윤리정책연구센터(2011년 종결)에서 우리말로 옮긴 것을 수정한 자료이다.

[사례 1]

FIVE WISHES (다섯가지 소원)

□ **다섯가지 소원이란?**

다섯가지 소원은 원하는 치료 방식뿐만 아니라 개인적, 감정적, 영적으로 필요한 부분에 대해 명시할 수 있는 생전유언서입니다. 이는 스스로 치료 관련 결정을 내릴 수 없을 경우 대신 결정을 해줄 대리인을 선정하도록 해줍니다. 본 양식은 미국 변호사협회 소속 노인법적문제위원회(The American Bar Association's Commission on Law and Aging) 및 미국 내 임종 간호 분야의 전문가들의 조언을 바탕으로 구성되었습니다. 또한 작성 방식도 매우 쉽습니다. 박스에 체크하거나 지시 사항에 동그라미 표시를 하거나 또는 간단한 설명을 첨부하기만 하면 됩니다.

□ **다섯가지 소원을 통해 귀하와 가족은 어떤 도움을 받을 수 있습니까?**

- 위독한 경우 어떠한 방식으로 보살핌을 받기를 원하는가에 대해 가족, 친구 및 의사들과의 대화의 장을 열어 줍니다.
- 귀하가 원하는 것이 무엇인지 가족들이 고민할 필요가 없습니다. 귀하가 중병에 걸렸을 때 가족들이 귀하의 의견을 모르는 상태에서 어려운 결정을 내리지 않아도 되므로 가족들을 보호해 줍니다.
- 귀하는 다섯가지 소원 생전유언서를 통해 어머니, 아버지, 배우자 또는 친구가 원하는 바를 알 수 있습니다. 가족 및 친지들이 귀하를 가장 필요로 할 때 적절한 도움을 줄 수 있습니다. 그들이 진정으로 원하는 뜻을 이해하고 따를 수 있습니다.

〈WISH 1〉 내가 치료 결정을 내릴 수 없을 때 내 대신 결정을 내려주는 사람

나는 더 이상 건강 관련 결정을 스스로 내릴 수 없으므로 내가 선택한 사람이 대신 이러한 결정을 내리도록 이 양식을 통해 지정합니다. 지정한 사람은 나의 보건의료 대리인, 대변인 또는 대행자와 같이 해당 주에서 사용되는 기타 용어)이 됩니다. 이 사람은 다음 경우 나의 보건의료 관련 결정을 내릴 것입니다.

- 내가 더 이상 스스로 의료 관련 결정을 내릴 수 없다고 나의 담당 의사가 판단한 경우
- 다른 의료 전문인이 이에 동의한 경우

내가 거주하는 주에서 내가 더 이상의 의료 관련 결정을 내릴 수 없다고 판단하는 방식이 다를 경우 해당 주의 방식을 따를 것입니다.

○ **보건의료 대리인으로 적절한 사람을 선택하는 방법**

귀하를 매우 잘 알고 보살펴 주고 어려운 결정을 내려줄 수 있는 사람을 선택하십시오.

배우자나 가족은 매우 감정적이 될 수 있으므로 최상의 선택이 아닐 수 있습니다. 그러나 때때로 그들이 최상의 선택일 수도 있습니다. 이에 대해서는 귀하가 가장 잘 아실 것입니다. 최적의 결정을 내려 귀하의 희망사항을 잘 이행할 수 있는 사람을 선택하십시오. 또한 필요할 때마다 바로 도와줄 수 있는 사람을 선택하십시오. 보건의료 대리인으로 배우자, 가족을 선택하든 친구를 선택하든 간에 귀하의 소원에 대해 설명하고 해당인이 소원의 내용에 동의하고 이를 따를 것임을 확실히 하십시오. 귀하의 보건의료 대리인은 18세 이상(콜로라도 주에서는 21세 이상)이어야 하며 다음 사항에 해당되어서는 안 됩니다.

- 본인이 사용하는 보건의료시설, 주거의료시설 또는 지역사회간호시설을 포함한 본인의 보건의료 제공자
- 본인이 사용하는 보건의료시설의 직원이나 직원의 배우자
- 배우자나 가까운 친척일 경우를 제외하고 10명 이상에 대해 대리인으로 일하고 있는 경우

○ 다음은 나의 보건의료 대리인으로 선택한 사람입니다.

제1 대리인 이름	전화번호
주소	시/주/우편번호

위의 대리인이 대신 결정을 내리지 못하거나 내리기를 원치 않을 경우, 또는 나와 이혼을 했거나 법적 별거 상태인 경우, 또는 위의 대리인이 사망했을 경우 다음 대리인에게 위임권을 넘깁니다.

제2 대리인 이름	제3 대리인 이름
주소	주소
시/주/우편번호	시/주/우편번호
전화번호	전화번호

○ 보건의료 대리인 고용에 대한 결정을 철회하고자 할 경우
- 다섯가지 소원 양식의 해당 부분의 모든 복사본을 파기할 것입니다.
- 또는 담당의사나 가족에게 현 보건의료 대리인 결정을 취소하거나 변경하고 싶다고 말할 것입니다.
- 또는 권한을 취소하고자 하는 각 대리인의 이름 위에 "무효"라고 크게 쓸 것입니다. 아울러 해당 페이지에 서명할 것입니다.

○ 나의 보건의료 대리인이 의료 관련 결정을 대신 내릴 수 있음을 인정하고 나의 대리인이 다음 사항을 이행하기를 원합니다(아래 사항 중 대리인이 이행하기를 원하지 않는 사항에 줄을 그어 삭제하십시오).

- 테스트, 약 또는 수술과 같은 치료 및 의료서비스에 대해 나를 대신해 결정을 내립니다. 이러한 치료 또는 서비스는 내 건강상의 문제를 진단하거나 치료하기 위한 것일 수 있습니다. 이에는 생명을 연장시키기 위한 치료가 포함될 수 있습니다. 관련 치료 및 간호가 이미 시작된 경우 내 보건의료 대리인은 이를 지속시키거나 중단시킬 수 있습니다.
- 내 소원과 가치관에 대한 보건의료 대리인의 이해를 바탕으로 이 양식이나 기타 토의에서 내가 지시한 이행 사항을 해석합니다.
- 나를 대신하여 보조주거시설, 병원, 호스피스 또는 양로원 이용 절차에 대해 동의합니다. 내 보건의료 대리인은 내 치료 및 간호에 필요한 모든 종류의 간호 전문인을 고용할 수 있습니다. 또한 내 보건의료 대리인은 필요하다고 판단될 경우 간호 전문인을 해고할 수 있습니다.
- 인공적으로 투입되는 음식과 물, 그리고 생명연장을 위한 기타 다른 치료를 포함한 의료 치료를 요구, 중단하거나 받지 않기로 결정합니다.
- 나의 의료 기록 및 개인 파일의 열람과 공개를 승인합니다. 이러한 파일들에 나의 서명이 필요한 경우 내 보건의료 대리인이 대신해 서명할 수 있습니다.
- 필요한 치료를 받기 위해 또는 내 소원 이행을 위해 나를 다른 주로 이송할 수 있습니다.
- 고통 경감을 위해 필요한 모든 종류의 약물투여나 조치를 승인하거나 거부합니다.
- 내 소원을 이행하기 위해 필요한 법적 소송을 제기합니다.
- 재사용이 가능한 내 신체 기관이나 조직을 법에서 명시한 바에 따라 기증합니다.
- 나를 위해 메디케어, 메디케이드 또는 기타 프로그램이나 보험 혜택을 신청합니다. 내 보건의료 대리인은 이러한 양식 작성에 필요한 정보를 찾기 위해 은행 기록과 같은 사적인 파일을 열람할 수 있습니다.
- 아래 내용은 내 보건의료 대리인의 권한에 대한 변경, 부가 및 제한 사항입니다.

____

____

____

____

〈WISH 2〉 원하거나 원치않는 의료 치료에 대한 소원

나는 내 생명이 매우 소중하다고 믿으며 존엄성을 갖고 치료받을 가치가 있다고 생각합니다. 대화하지 못할 정도로 병이 악화될 경우 다음과 같은 소원 및 내 보건의료 대리인에게 전달한 모든 지침을 존중하고 이행하길 원합니다.

○ 내 간병인으로서 명심해야 할 사항

- 나는 고통받고 싶지 않습니다. 나는 정상적인 상황에서보다 수면시간이 늘고 더 나른해질지라도 고통을 경감시킬 수 있도록 약을 충분히 투여받기를 원합니다.
- 의사나 간호사가 내 생명 연장에 반하는 행동을 취하거나 상기 목적으로 치료를 생략해서는 안 됩니다.
- 음식과 음료가 제공되고 내 몸이 항상 청결하고 따뜻하게 유지되길 원합니다.

○ 응급 상황시 유의점

응급의료 상황이거나 앰뷸런스 요원이 도착했을 경우 심폐소생금지 양식이나 팔찌를 확인해 볼 수 있습니다. 여러 주에서 이러한 심폐소생금지 양식을 작성하여 의사의 서명을 받도록 하고 있습니다. 이 양식을 통해 본인의 생명이 위급할 때 생명연장치료를 원하지 않음을 해당 요원에게 알릴 수 있습니다. 담당 의사와 상의하여 심폐소생금지 양식 작성이 필요한지 여부를 확인하십시오.

○ 내게 있어서 "생명유지치료"의 의미

생명유지치료란 생명을 지속적으로 유지시키기 위한 모든 종류의 의료 절차, 기구 또는 약물 투여를 말합니다. 생명유지치료에는 인공호흡을 위해 몸에 삽입된 의료기구, 의료기구를 통한 음식 및 음료 공급, 심폐소생술(CPR), 수술, 수혈, 투석, 항생물질 투여 및 생명연장을 위한 모든 것이 포함됩니다.

나의 종교적 또는 개인적 믿음을 이유로 생명유지치료의 의미를 제한하고자 할 경우 아래 여백에 해당 사항을 명시할 것입니다. 이는 특정 상황에서 원하는 바를 명백히 하기 위함입니다.

____

____

____

____

____

아래와 같은 네 가지 상황에서 원하거나 원하지 않는 치료 종류를 명시합니다.

보건의료 대리인, 가족, 담당 의사 및 기타 보건의료 제공자, 친구 그리고 기타 관련인들에게 다음과 같은 지침을 전달하고자 합니다.

○ 임종시 :

내가 곧 사망하리라고 담당 의사 및 다른 전문 의료인이 모두 판단한 경우, 그리고 생명연장치료는 단지 사망시간을 연기함에 지나지 않을 경우(다음 중 해당 사항 하나를 선택합니다.)

□ 생명연장치료를 받길 원합니다.

□ 생명연장치료를 원하지 않습니다. 해당 치료가 이미 시작된 경우 중단을 요구합니다.

□ 담당 의사가 도움이 된다고 판단한 경우 생명연장치료를 받길 원합니다. 그러나 해당 치료가 건강상태나 증상완화에 도움이 되지 않는 경우 중단하기를 원합니다.

○ 혼수 상태에 빠져 다시 깨어나거나 회복이 불가능한 경우

의식 회복이 불가능한 혼수 상태에 빠졌다고 담당의사 및 다른 전문 의료인이 모두 판단한 경우, 그리고 뇌손상을 입은 경우, 생명 연장 치료가 단지 사망시간을 연기함에 지나지 않을 경우 다음 중 해당 사항 하나를 선택합니다.

□ 생명연장치료를 받길 원합니다.

□ 생명연장치료를 원하지 않습니다. 해당 치료가 이미 시작된 경우 중단을 요구합니다.

□ 담당의사가 도움이 된다고 판단한 경우 생명연장치료를 받길 원합니다. 그러나 해당 치료가 건강상태나 증상완화에 도움이 되지 않는 경우 중단하기를 원합니다.

○ **영구적이고 심각한 뇌손상을 입었고 회복 불가능으로 판단된 경우**

영구적이고 심각한 뇌손상을 입었다고 담당 의사 및 다른 전문 의료인이 모두 판단한 경우(예를 들어, 눈을 뜰 수는 있으나 말을 하거나 남의 말을 이해할 수 없는 경우), 그리고 상태가 더 좋아질 가능성이 없는 경우, 그리고 생명연장치료는 단지 사망시간을 연기함에 지나지 않을 경우 다음 중 해당 사항 하나를 선택합니다.

□ 생명연장치료를 받길 원합니다.
□ 생명연장치료를 원하지 않습니다. 해당 치료가 이미 시작된 경우 중단을 요구합니다.
□ 내 담당 의사가 도움이 된다고 판단한 경우 생명연장치료를 받길 원합니다. 그러나 해당 치료가 건강상태나 증상완화에 도움이 되지 않는 경우 중단하기를 원합니다.

○ **생명연장치료를 원하지 않는 기타 상황**

생명연장치료를 원하지 않는 기타 상황이 있는 경우 아래에 설명합니다. 이러한 상황에서 생명연장치료의 비용 및 수고를 감내하기 힘들며 큰 도움이 된다고 생각하지 않습니다. 그러므로 나는 이 상황에서 생명연장치료를 원하지 않습니다. 예를 들어, 말기 상황이라고 적을 수 있습니다. 이는 상태가 더 악화되었음을 의미합니다. 더 이상 정신적으로나 신체적으로나 스스로를 돌볼 능력을 상실한 것입니다. 이 때 생명연장치료로 회복은 불가능합니다. 더 기술할 기타 상황이 없을 경우에는 그대로 공백으로 두십시오.

____
____
____
____
____

다음 소원들은 나의 개인적, 영적 그리고 정신적 소원에 관한 것입니다. 이 소원들은 내게 매우 중요한 의미를 지닙니다. 나는 임종이 임박했을 때 존엄을 잃지 않은 모습으로 치료와 간호를 받길 원합니다. 따라서 이행 가능시 소원 3, 4, 및 5에 명시한 사항을 이행하기를 원합니다. 내 가족, 담당 의사와 기타 보건의료 제공자, 친구들 및 기타 관련인들이 이러한 사항을 이행하지 못할 수도 있으며 법적으로 이를 이행해야 하는 것이 아님을 이해합니다. 다음 소원들로 인해 내 담당 의사 또는 다른 보건의료 제공자들에게 추가적인 법적 의무가 부과되는 것을 원치 않습니다. 또한 다음 소원들을 이유로 담당 의사나 다른 보건의료 제공자들이 법적으로 요구되는 적절한 치료를 내게 제공하지 않는 일이 벌어지지 않길 바랍니다.

〈WISH 3〉 원하는 편안함의 정도에 대한 소원 (동의하지 않는 사항은 줄을 그어 삭제하십시오.)

- 나는 고통받고 싶지 않습니다. 정상적인 상황에서보다 수면시간이 늘고 더 나른해질지라도 고통을 경감시킬 수 있다면 약을 충분히 투여받기를 원합니다.
- 우울증, 구역질, 숨참 또는 환각 증상이 나타나는 경우 내 간병인이 증상 경감을 위해 가능한 모든 조치를 취하길 원합니다.
- 열이 있는 경우 젖은 수건을 내 머리에 얹어주기를 원합니다.
- 건조함을 막기 위해 입술과 입이 촉촉하게 유지되길 원합니다.

- 따뜻한 목욕을 자주 할 수 있기를 원합니다. 항상 몸이 깨끗하고 청결히 유지되길 원합니다.
- 가능한 자주 따뜻한 오일 마사지를 받길 원합니다.
- 임종시까지 가능한 좋아하는 음악을 켜놓고 듣기를 원합니다.
- 고통이나 불쾌감을 동반하지 않는 한 면도, 손톱정리, 머리빗기 및 칫솔질과 같은 케어를 받고 싶습니다.
- 임종이 가까워질 때 종교 서적 및 좋아하는 시집을 크게 읽어주길 원합니다.
- 본인과 본인의 사랑하는 가족들에게 의료서비스 및 정서적 영적 치료를 제공할 수 있는 호스피스 서비스에 대해 알고 싶습니다.

〈WISH 4〉 원하는 보살핌 방식에 대한 소원 (동의하지 않는 사항은 줄을 그어 삭제하십시오.)

- 가능한 사람들이 주위에 있어주길 원합니다. 언제라도 사망할 수 있는 가능성이 있는 경우 누군가가 내 옆에 있어 주길 원합니다.
- 내가 목소리나 손길에 반응하지 않더라도 가능한 내 손을 잡아주고 내게 말을 건네주길 원합니다.
- 가능한 내 주위에서 사람들이 기도해 주길 원합니다.
- 내 믿음 공동체 형제자매들에게 내가 매우 아프다고 전하고 기도와 방문을 부탁하기를 원합니다.
- 슬픈 분위기가 아닌 친절하고 명랑한 분위기 속에서 간호받고 싶습니다.
- 내 방 침대 곁에 사랑하는 가족들의 사진을 놓아주길 원합니다.
- 대소변을 통제하지 못할 경우 내 옷과 침구가 청결하게 유지되길 원하며 더럽혀졌을 경우 가능한 빨리 교체되길 원합니다.
- 가능하면 내 집에서 임종하길 원합니다.

〈WISH 5〉 사랑하는 가족들에게 알리고 싶은 사항에 대한 소원 (동의하지 않는 사항은 줄을 그어 삭제하십시오.)

- 내 가족과 친구들에게 내가 그들을 사랑한다는 것을 전하길 원합니다.
- 내 가족, 친구 및 다른 사람들에게 상처를 주었던 일에 대해 용서받길 원합니다.
- 내 가족, 친구 및 다른 사람들이 내게 준 상처에 대해 용서한다는 것을 전해주길 원합니다.
- 내가 죽음 자체에 대한 두려움이 없다는 것을 내 가족과 친구들이 알기를 원합니다.
  죽음이 끝이 아니고 새로운 시작이라고 생각합니다.
- 가능하다면 내가 죽기 전에 모든 가족들이 서로 화해하기를 원합니다.
- 내 가족들과 친구들이 건강이 악화되기 이전의 나의 모습을 회상하길 원합니다. 내가 사망한 후에는 바로 그 이전의 모습으로 나를 기억해주길 원합니다.
- 내 가족과 친구들과 간병인들이 내 소원에 동의하지 않는 경우에도 이를 존중해주길 원합니다.
- 내 가족과 친구들이 나의 임종 과정을 나를 포함한 모든 이들의 개인적 성장의 시간으로 삼아주길 원합니다. 이를 통해 나는 삶의 마지막 단계에서 의미있는 시간을 보낼 수 있게 될 것입니다.
- 내 가족과 친구들이 내 임종을 받아들이는데 어려움이 있을 경우 상담을 받기를 원합니다. 내 인생의 추억들이 그들에게 슬픔이 아닌 기쁨이 되었으면 합니다.

- 임종 후 내 신체를 다음 방법으로 처리해주길 바랍니다. (택일 동그라미)
  매장 또는 화장
- 내 신체 또는 화장한 재를 다음 장소에 보존하기를 원합니다.

  ____

- 다음에 명시한 사람은 나의 장례 희망사항에 대해 알고 있습니다.

  ____

- 나를 어떻게 기억하고 싶은지에 대해 질문을 받는다면 나에 대해 다음 내용을 말해 주길 원합니다.

  ____
  ____
  ____

- 나에 대한 추모식이 있을 경우 다음 사항을 포함해 주길 원합니다.
  (특별히 원하는 음악, 노래, 낭독 또는 기타 내용을 열거하십시오.)

  ____
  ____
  ____

기타 다른 소원이 있는 경우 아래 공간을 이용하십시오. 예를 들어 사망 후 전체 또는 부분 등 기증하고 싶은 신체에 대해 적을 수 있습니다. 공간이 더 필요한 경우 다른 종이에 적어 첨부하십시오.

____
____
____

○ 다섯가지 소원 양식 서명

두 사람의 증인의 참관 하에 다섯가지 소원 양식에 서명하십시오.

본인 ______________은(는) 내 가족, 담당의사 및 기타 보건의료 제공자, 친구 그리고 기타 모든 관련인들에게 내 보건의료 대리인(대리인이 있고 그가 역할수행이 가능한 경우)을 통해 전달하거나 이 양식을 통해 명시한 내 소원들을 이행할 것을 요구합니다. 본 양식은 내가 더 이상 결정을 내리지 못하거나 의사를 표명하지 못하게 될 때 유효하게 됩니다. 본 양식의 특정 부분이 법적으로 이행이 불가능한 경우, 양식의 나머지 부분은 모두 이행할 것을 요구합니다. 또한 이전에 작성했던 모든 보건의료 사전 지시서를 무효화합니다.

서명 ______________________________

주소 ______________________________

전화번호 ______________________________

○ 증인 진술서(2명의 증인 필요)

나, 증인은 이 양식을 서명 또는 승인한 해당인(이하 "해당인")이 내가 개인적으로 아는 사람으로서 본인의 참관하에 본 [보건의료 대리인 및/또는 생전 유언서 양식]을 서명하고 승인하였고 건전한 정신을 지니고 있으며 어떤 협박이나 사기 또는 부당한 영향을 받지 않았음을 선언합니다. 나는 또한 만 18세 이상이며 다음 사항에 해당되지 않음을 선언합니다.

- 본 문서에 의해 대리인/대행인/후견인/환자 지지자/상속인 또는 후임자로 임명된 개인
- 해당인에게 서비스를 제공하는 보건의료, 장기간호 또는 지역사회 요양시설의 소유자나 운영자를 포함한 해당인의 보건의료 제공자
- 해당인의 보건의료시설의 직원
- 해당인의 보건의료에 대한 재정적인 책임이 있는 경우
- 해당인의 생명보험이나 의료보험 회사의 직원
- 해당인과 혈연 관계, 결혼 관계 또는 입양 관계인 경우
- 법적용 하에 해당인이 채권자이거나 유언장이나 유언 보충서에 의거해 해당인의 어떠한 유산에 대해서라도 권리가 있는 경우

(일부 주에서는 증인 자격에 대한 법이 덜 엄격할 수 있습니다. 해당 주의 법을 확실히 알기 전에는 상기 사항을 따르도록 합니다.)

○ 다섯가지 소원 양식 작성이 끝난 후 참고 사항

- 지침에 명시된 바에 따라 해당 양식에 서명하고 증명하십시오. 이 절차가 모두 끝나면 귀하의 다섯가지 소원 양식이 합법적이고 유효한 문서가 됩니다.
- 귀하를 보살펴 주는 보건의료 대리인, 가족 및 다른 사람들과 귀하의 소원에 관한 대화를 나누십시오. 완성된 다섯가지 소원 양식 복사본을 나눠 주십시오.
- 서명한 원본은 안전한 장소에 보관하십시오. 그러나 은행의 대여 금고에는 보관하지 마십시오. 필요할 때 부탁한 사람이 신속하게 찾을 수 있도록 가까운 곳에 보관하십시오.
- 아래의 지갑용 카드(wallet card)를 작성하십시오. 그러면 귀하가 다섯가지 소원을 보관한 장소를 다른 사람들이 쉽게 알 수 있습니다.
- 다음 진료 방문시 의사에게도 알리고 다섯가지 소원 복사본 한 부를 주십시오. 이 복사본이 귀하의 의무기록과 함께 보관되도록 하십시오. 담당 의사가 귀하의 소원에 대해 이해하고 그대로 이행할 수 있는지 확인하십시오. 귀하를 치료하는 다른 의사들도 이를 존중하도록 부탁하십시오.
- 병원이나 양로원에서 지내게 될 경우 다섯가지 소원 복사본을 가지고 귀하의 의무기록과 함께 보관할 것을 부탁하십시오.
- 나는 완성된 다섯가지 소원 복사본을 다음과 같은 사람들에게 나누어 주었습니다.

____

____

____

다섯가지 소원은 미래를 계획하도록 도와줍니다. 따라서 법적인 조언이나 모든 종류의 질문에 대한 답을 제공하는 것이 목적이 아닙니다. 모든 사람들은 다르며 모든 상황도 각기 다릅니다. 법이란 것은 때때로 변경됩니다. 특정 질문이나 문제가 있을 경우 의료 전문인이나 법조인에게 문의하십시오.

다섯가지 소원 지갑용 카드

의료 요원에 대한 중요한 고지사항 : 본인은 다섯가지 소원 사전 지침을 보유하고 있습니다.	본인의 주치의 :
서명	이름
비상시에는 본 문서를 참고 및 / 또는 본인의 보건의료 대리인과 상의하십시오.	주소 시/주/우편번호
보건의료 대리인 :	전화번호
이름	해당 문서는 다음 장소에 보관되어 있습니다.
주소 시/주/우편번호	
전화번호	

카드를 잘라 내어 접은 후 코팅하여 보관하십시오.

○ **다음은 다섯가지 소원에 대한 사용 후기입니다.**

- "어머니가 돌아가신지 1년이 지났습니다. 어머니가 준비하신 다섯가지 소원 생전 유언서 덕택에 어머니가 원하시는 바를 알 수 있었습니다. 마지막 순간을 맞이했을 때 남동생과 저는 어떤 일을 해야 하는지 너무 잘 알고 있었습니다. 따라서 저희는 평안한 마음으로 처리할 수 있었습니다."

  Cheryl K. Longwood, 플로리다

- "일단 다섯가지 소원이 상당히 만족스럽다고 말하고 싶습니다. 이 양식은 명확하고, 이해하기 쉬우며 구체적인 의료 관련 문제보다는 더 중요한 의미를 갖는 인간적 간호에 중점을 두고 있습니다. 제 자신과 남편을 위해 사용했습니다."

  Susan W. Flagstaff, 애리조나

- "지금 제가 어머니를 위해 결정을 내리고 있는 것처럼 후에 내 자녀들이 나를 대신해서 이러한 결정들을 내릴 필요가 없었으면 합니다. 고려할 수 있는 의료 선택의 옵션이 그렇게 다양한지 미처 몰랐습니다. 매우 꼼꼼하고 세심한 양식을 마련해 주셔서 감사합니다. 간편하게 양식을 작성한 후 자녀들을 위해 파일에 보관해 둘 수 있어 좋습니다."

  Diana W. Hanover, 일리노이

다섯가지 소원은 생명이 위독할 때 본인이 원하는 의료서비스를 미리 계획하여 받을 수 있도록 돕는 것을 목적으로 하는 비영리조직인 Aging with Dignity에 의해 작성되었습니다. 다섯가지 소원 제작에는 Robert Wood Johnson 재단이 후원금을 제공해 주셨습니다.

Aging with Dignity
P.O. Box 1661
Tallahassee, Florida 32302-1661
www.agingwithdignity.org
1-888-594-7437

출처 : 생명윤리정책연구센터 (2011)

[사례 2]

My Epitaph and Bucket List.

□ 묘비명(My Epitaph)

"사람처럼 살다 가다"

나는 이솝우화에 나오는 개미와 베짱이를 좋아한다. 어느 날부터인지 그들의 오래된 시스템에 의해 개미의 80%는 개미굴에서 쉬고 있고 나머지가 일을 한다는 사실과 한가로이 풍류를 즐기면서 게으른 베짱이에 대해 많은 생각을 해왔다.

세계는 지금 인터넷(월드와이드웹) 등장과 함께 국가간 이념과 체제가 점점 희석되고 실시간 무한의 공간에서 서로 소통하고 정보를 교류하고 있는 실정이다. 또한 우주에서 바라본 지구라는 별은 그저 한 점의 먼지만도 못한 유한의 생명체일 수도 있다.

요람에서 무덤까지 단지 100년도 채 살지 못하는 아주 짧은 생을 살면서 "어떻게 살 것인가? 무엇을, 누구를 위해 살 것인가?..." 라는 질문 들을 자신에게 항상 던져 왔었다. 글로벌 베짱이, 슬기로운 베짱이, 다이나믹한 베짱이가 되고 싶다. 그런 베짱이 같은 생을 살다 가고싶다.

□ My Bucket List

○ 작성배경

학창시절 유난히 성적이 저조했던 체육과목 중 오래 달리기와 영어, 국어에 대해 줄곧 생각을 했었고 "지금이라도 하면 될 것 아닌가?" 라는 생각으로 오래달리기는 2003년에 계획을 세워 반신욕 8개월 하는 동안 몸의 기를 키웠고,

운동장 걷기, 뛰기 6개월과 헬스장에서 런닝머신 6개월 동안 뛰면서 오래달리는 준비를 해왔고 일산호수공원을 2년 만에 2바퀴(약 10키로) 뛰면서 회사 마라톤 동호회에 가입해 2009년 1년 동안 100키로 마라톤(공식기록)을 달성하면서 자신감과 성취감을 느낌.

다음 목표는 2010년에 세웠으며 그 목표는 우리나라 산림청에서 고시한 100대 명산을 65세까지 2달에 한군데씩 가는 것으로 해서 2014년 3월 사량도(60번째)를 마지막으로 등산은 당분간 하지 못함(발 기형, 발바닥 통증)

이를 기회로 삼아 "2022년에 세계 100개국 여행하기" 를 다음 목표로 세움.

이를 위해서는 유창한 영어와 약 1억원의 돈이 필요하며 영어는 2014년 3월부터 현재까지 학원 수강과 함께 유튜브, 일빵빵, Little Fox(인터넷교육)와 글로벌 어학원의 1:1 영어회화를 하고 있으며 여행경비는 2021년까지 1억원을 모을 예정임(현재 2,400만원 모았음).

○ My Second Life's Goal(Until 70세)

- 퇴직(2018년 6월) 후 정보통신산업진흥원(NIPA)에서 추진하는 글로벌 봉사활동으로 IT 컨설턴트로 2019년부터 2021년까지 3년간 말레이시아에 파견나가 일할 계획이며
- 이후 귀국과 함께 와이프와 세계여행을 1년간 다닐 예정임. 2022년 12월 1달은 마지막 여행지로 일본에서 보낼 예정임(현재 20개국 여행함). 구체적인 계획은 말레이시아에 있으면서 구체적인 계획을 세울 예정임
- 2023년부터 2026년까지는 KOICA의 시니어봉사단으로 2년씩 2개 나라에 나갈 생각임(과테말라, 라오스, 탄자니아)

[사례 3]

유 언 장

1. 재산

1) 저의 재산은 제가 집을 사려고 모아놓았던 ○○은행 종합청약저축통장 ○○만원을 가지고 있습니다. 이 통장은 그동안 저를 키워주신 부모님께 양도하겠습니다.

2) 그리고 비상금으로 모아둔 자금 ○○은행 ○○만원은 얼마되지 않는 금액이지만 평소 실천하지 못했던 기부를 하려 합니다. 어려운 결손가정을 위해 써 주시기 바랍니다.

3) 마지막으로 제가 사용하던 핸드폰, 노트북 등의 고가 장비, 옷, 화장품 등 저의 물건은 사랑하는 동생에게 양도합니다.

2. 화장

모든 생명은 자연의 일부며 우주의 티끌이라 생각합니다. 제가 죽고 육신은 사라지기 마련이기에 화장을 하여 태어나고 자라난 부산 낙동강 하류에 뿌려주시길 바랍니다. 혹시라도 사망 직후에 살아 돌아올 수 있으니 3일장 이후 화장으로 부탁드립니다.

3. 장기기증

제가 뇌사판정을 받고 몸의 장기가 온전하였을 때는 다른 생명의 희망이 될 수 있도록 눈을 비롯한 모든 장기기증 하겠습니다.

4. 심폐소생 유무

제가 혼수상태에 빠져있을 때 연명치료의 뜻은 가족의 결정에 있겠지만 살 가망이 1% 미만일 경우 저를 자연의 일부로 돌아가게 해주시기 바랍니다.

5. 묘비명

우리는 모두 바람 속의 먼지이다.

6. 마지막 소원

제가 외롭지 않게 갈 수 있도록 생에 찍었던 사진앨범들과 여러분의 정성스럽게 써주신 편지들과 함께 태워주시길 바랍니다.

7. 버킷리스트

1) 가족여행하기
2) 친구들과 여행하기
3) 산으로 휴양가기
4) 호스피스 병동 체험하기
5) 연주회 가기
6) 제주도 한라산 등반하기
7) 관심 가는 책 마음껏 읽기
8) 일주일에 한 번 가족과 식사하기
9) 매일 밤 잠들기 전 사랑한다는 말과 오늘 하루의 소감 얘기하는 시간 가지기
10) 지인 및 가족들과 마지막 이별회 열기
11) 죽음에 대한 진지한 이야기 나눠보기
12) 어린시절 살았던 동네 다시 한 번 둘러보기

[사례 4]

유 언 장

안녕하세요. 제 이름은 ○○○입니다.

저는 미래에 있을 하나님의 부르심에 대비해서 세상에 남아계신 분들에게 저의 사후 남겨진 것들에게 대해 정리를 부탁하고자 이 글을 작성합니다.

저는 남편과 딸, 아들 이렇게 네 가족이 살고 있습니다. 제 나이는 현재 41살이고 아직 건강한 모습이기 때문에 여러 가지 상황을 고려하고 가정해서 예상되는 상황에 대비하고자 합니다.

제가 판단력을 상실하게 되면 제가 작성하는 내용의 집행에 관한 모든 권한은 남편에게 있으며 남편이 없다면 시어머니, 친정어머니, 자매(큰 언니와 막내 동생 순서 – 바로 아래 동생은 제외해 주세요), 시동생 순서로 집행을 부탁드리며 앞서 지정한 모든 분들이 안 계실 경우에는 시아버님께 정리를 부탁드립니다.

1. 심폐소생술에 관한 선택

심폐소생술을 통해 수많은 생명들이 회생하고 있지만 만일 사고에 의해 저의 모든 가족이 희생된 상태에서 생존자가 저 한 사람뿐이라면 저를 살리기 위한 심폐소생술을 하지 말아주시기 바랍니다.

남편과 아이들이 없는 세상에 살아남는 것은 저에게 내리는 형벌이라고 생각됩니다. 아이들과 함께 천국에 갈 수 있도록 도와주세요. 물론 이 글은 만일의 경우를 대비해서 작성하는 것이므로 이런 선택의 순간이 오지 않기를 바랍니다.

아이들이 희생되고 남편과 제가 살아있다면 남편에게는 적극적인 의료조치를 해주시고 저는 그냥 보내주세요. 남편은 더 살아서 또 다른 가정을 이루고 남겨진 인생을 계속 행복하게 살았으면 좋겠습니다. 저의 선택은 오직 아이들을 위한 선택입니다. 모든 순간을 아이들과 함께 하고 싶습니다.

다른 가족들이 건강한 상태라면 저를 소생시켜 주세요. 아이들이 자라나는 모습을 조금 더 바라볼 시간이 필요합니다.

남편은 희생되고 아이들과 제가 남겨진 상황이라면 보다 적극적인 의료 조치로 저를 소생시켜 주세요. 아이들을 지켜내야 합니다. 단 한 아이라도 살아있다면 그 아이를 위해 저를 살려주세요.

2-1. 사후정리(가족 부분)

적극적인 노력에도 불구하고 저만 천국에 가게 된 경우 아이들은 친할머니가 성인이 될 때까지 돌봐주시기 바랍니다. 남편이 생존하더라도 아이들은 친할머니 슬하에서 자라나기를 바랍니다.

남편이 재혼을 원한다면 적극적으로 찬성합니다. 건강한 분과 재혼해서 다른 가정을 이루고 새로운 자녀를 키우며 정상적인 건강한 삶을 영위하기를 바랍니다.

단, 저의 소생인 아이들은 양육하지 말기를 바랍니다. 좋은 분이더라도 계모 손에서 크는 것을 원치 않습니다. 계모가 되실 분을 의심해서가 아니고 저희 아이들이 스스로 눈치를 보며 자라나는 상황이 되는 것을 원하지 않습니다. 만일 아이들이 성인이 되기 전에 친할머니도 일찍 타계하실 경우에는 아이들은 외할머니, 큰 이모 등 앞서 시작할 때 서론에서 거론된 순으로 도와주시기를 바랍니다.

2-2. 사후정리 (재산 부분)

남편이 생존해있는 경우 남편에게 모든 정리를 부탁합니다.

통장 잔고와 재산 보유현황은 남편이 잘 알고 있습니다. 만일 남편이 없는 경우에는 아이들이 성인이 될 때까지 친할머니가 재산관리를 해주시기 바랍니다. 혹시 부채가 상속되지 않도록 한정상속이나 상속거부에 관련된 정확한 정보를 아이들에게 전달해주시기 바랍니다.

딸이 제 귀금속들을 기념으로 간직하라는 의미는 아닙니다. 비상시에 활용할 수 있도록 최후의 순간까지 간직하기를 바랍니다. 어쩔 수 없는 비상시에 팔아서 활용하기를 바랍니다.

2-3. 사후정리 (신체의 일부)

신체의 일부 중 쓰임이 가능한 것들이 있다면 적극적으로 모든 장기를 기증하겠습니다.

소중한 생명을 소생시키는 상황에 사용해주세요. 실험용이나 해부용, 약재 생산 등 의료의 목적으로 사용하지 마시고 인체 이식으로만 사용해주시기를 바랍니다.

3. 장례의 방법 및 절차

영혼이 떠난 빈 몸일지라도 남겨져서 외로이 썩어가는 것을 거부합니다.

화장해 주시고 유골은 분쇄하여 한강 고수부지 잠원 지구 강 바람에 조금씩 날려주세요.

저를 기억하고자 하시는 분들은 한강 고수부지 잠원 지구에 오셔서 캔 맥주 한 잔 드셔주시면 됩니다.

주님의 품으로 돌아가는 사람이므로 제사는 지내지 말아주세요. 천국에서도 여러분을 위해서 기도하겠습니다.

4. 묘비명(한강 고수부지에... 종이에 적어서 비행기로 접어서 태워주세요)

아름다운 환경, 살기 좋은 세상을 만들어 주세요. 맑은 바다, 깨끗한 산과 들의 공기와 바람과 물을 원합니다.

겁이 많지만 그로 인해 호기심을 누르지 않았고 약한 존재이지만 강한 힘을 끌어내려 노력했던 사람이 떠나간 자리입니다. 모든 순간에 최선의 노력을 다한다면 이루지 못할 것은 없습니다.

5. 버킷 리스트

저는 이루고자 한 것들을 대부분 이뤘다고 생각하고 앞으로 큰 욕심이 없습니다. 디자이너로서 많은 일을 이루었고 좋은 경험을 해 봤습니다. 홍보마케터로서 성취감을 얻을 수 있는 많은 기록을 갱신했습니다. 관광을 위한 여행이 아닌 출장을 위한 여행이었지만 세계 각지에 나가서 생활해 본 경험도 많기 때문에 더 이상 가보고 싶은 곳도 없고 더 이상 먹어보고 싶은 음식도 없고 가져보고 싶은 것 또한 없습니다. 권력의 욕심도 명예의 욕심도 없습니다.

주님께서 주신 저의 사명은 큰 사람이 될 아이들을 바르게 성장시키는 것이라고 생각됩니다. 주님께서 제 아이들을 저에게 보내셨을 때는 특별한 뜻이 있으셨을 것이라고 생각됩니다. 세상을 위해 크게 쓰임이 있을 아이들이기 때문에 어떤 부모보다 잘 지켜 내리라 믿고 저에게 보내셨다고 생각합니다. 당신의 아들을 성모 마리아님께 보내신 것처럼 저도 저의 아이들을 바르고 건강하게 키워내서 주님께서 크게 쓰실 아이들로 훌륭히 키워내는 것이 저의 사명입니다.

만일 통증으로 고통스러워 한다면 가족에게 보이지 않기를 원합니다. 가장 평화로운 순간에만 가족들을 만날 수 있게 해주세요. 대신 많은 동영상과 많은 사진을 찍어서 저에게 보내주세요. 최대한 많은 모습들을 제 눈 속에 넣고 갈 수 있도록 가족들과 함께 하고 싶습니다. 최후의 순간에도 가족들의 웃음소리가 담긴 동영상을 보고 들으며 천국으로 가고 싶습니다.

모든 순간 최선을 다해서 우리 가족을 사랑했다고 전해주세요.

6. 심폐소생술금지(DNR, Do Not Resuscitate)

1) 심폐소생술의 개념

심정지는 부정맥, 기도폐쇄, 호흡부전, 대량 실혈, 쇼크, 뇌 손상 등 다양한 원인에 의하여 발생하며 사망의 과정은 심정지가 발생한 직후부터 일어나게 된다.

심폐소생술을 시행한다 하더라도 모든 심정지 환자가 소생하는 것은 아니며 얼마나 신속히 또 얼마나 정확히 시행되었느냐에 따라 환자의 생존율이 결정된다.

2) 심폐소생술을 시행하지 않아도 되는 경우

심정지 환자를 발견했을 때 즉시 심폐소생술이 시행되어야 하지만 다음과 같은 몇 가지 예외적인 상황들이 있다.

(1) 환자가 발생한 현장에서 구조자의 신변이 위험한 경우(현장이 안전하지 않을 때)

(2) 명백한 사망의 징후들이 보일 때(목 절단, 사후 강직, 신체의 부패, 시반의 발생 등)

(3) 대량재해, 재난사고로 다수의 환자가 발생한 곳에서 구조자의 수가 충분하지 않을 때 심정지가 발생한 경우

(4) 환자에게 소생술을 시도하지 말라는 의료진의 지시가 있을 때

(5) 최대한의 치료에도 불구하고 생체 기능들이 악화되어 소생가능성을 기대하기 어려울 때

(6) 임신기간 23주 미만 또는 출생시 체중 400g 미만의 조산아, 무뇌증인 경우

3) 심폐소생술금지란?

의학적으로 심폐소생술이 필요한 상황에서 그 소생에 대한 치료를 환자가 「거부」하는 것으로 결코 의료전반에 걸쳐서 치료를 하지 않는다는 것이 아니라는 점, 생전유언에 쓰여져 있는 내용에 해당되지 않는 상황일 수도 있다는 것이 이해되어야 한다. 이 경우 중요한 것은 환자의 병의 상태를 근거로 소생하는 것은 어떤 것인가를 설명

하고 동의를 얻는 것이다.

의학적으로 보아서 불가역적인 상태(말기암, 심장병, 치매 등의 임종기)에서 경관영양, 수액주사를 하는 것은 대부분의 임상연구에 의해 손해(감염증, 불쾌감, 심폐기능의 이상 등)를 초래할 뿐 아니라 연명효과가 없는 것을 알 수 있으며 따라서 연명목적으로 행하는 것은 권장하지 않고 있다. 이 경우 중요한 것은 본인, 가족과의 의사소통을 통하여 의학적인 근거를 가지고 설명하고 환자, 가족에 대한 심리적인 지지를 해주는 것이 좋다.

(1) 심폐소생술금지의 목적

첫째, 환자 자신에게 무의미한 연명치료를 하지 않음으로써 고통을 주지 않는 것
둘째, 가족이 환자의 죽음을 준비하고 받아들이는데 도움을 주는 것이다.

(2) 심폐소생술금지의 시기

심폐소생술을 하는 시기가 문제가 된다. 말기환자의 급격한 상태악화는 흔히 일어날 수 있는 일이며 따라서 미리 가족에게 마지막 처치에 관해서 이야기해 둘 필요가 있다. 단, 어디까지나 이것은 급격한 상태악화 시에 의료인의 책임회피를 위함이 아니라 가족이 앞으로 겪게 될 나쁜 소식을 받아들일 수 있도록 전한다는 마음이 중요하다. 사망 직전에 재확인하는 것이 중요하다.

제 6 장

뇌사자 장기기증

Hospice & Palliative Care

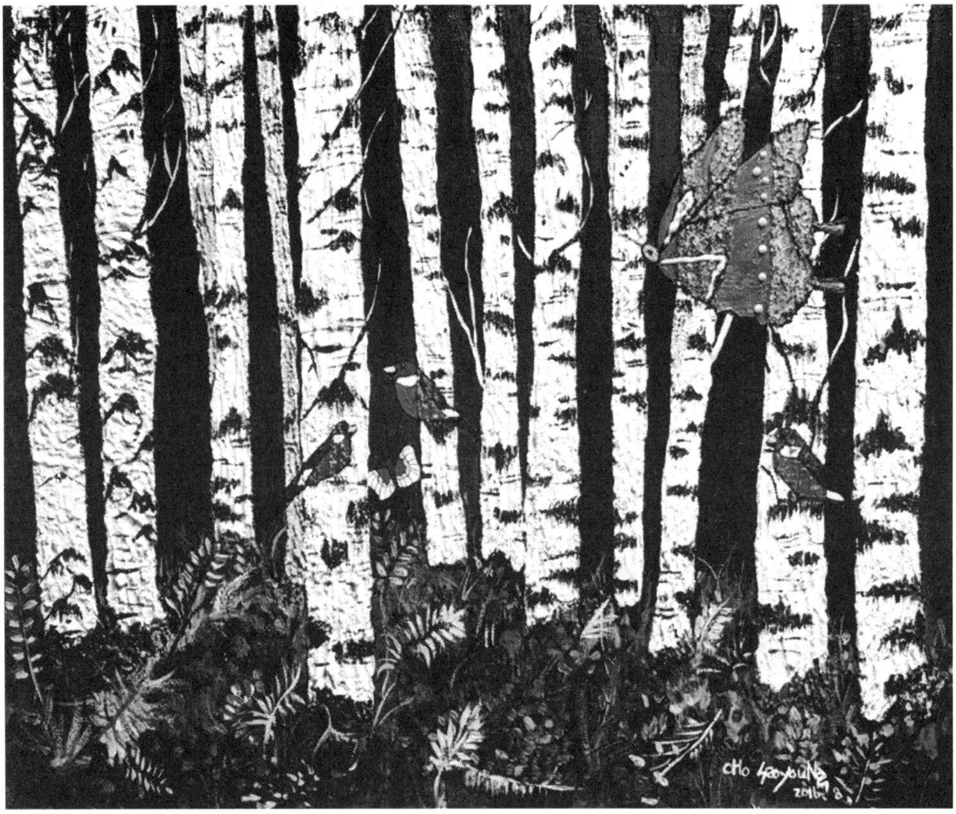

제 6 장

뇌사자 장기기증

1. 뇌사의 정의

사고 또는 질환으로 뇌간을 포함한 뇌 전체가 비가역적으로 손상을 받아 뇌의 모든 기능이 상실되어 어떤 의료적 시술 및 치료를 하더라도 회복이 불가하여 2주 또는 수일 내에 심정지에 이르는 상태를 「뇌사」라 한다.

2. 뇌사판정 기준

'장기 등 이식에 관한 법률(제21조)' 관련 다음의 선행조건 및 판정기준에 모두 적합하여야 한다.

1) 선행조건

(1) 원인질환이 확정되어 있고 치료될 가능성이 없는 기질적인 뇌병변이 있어야 한다.

(2) 깊은 혼수상태로서 자발호흡이 없고 인공호흡기로 호흡이 유지되고 있어야 한다.

(3) 치료 가능한 급성 약물중독(마취제, 수면제, 진정제, 근육이완제 등 기타 독극물), 대사성 또는 내분비성 장애(간성혼수, 유독성 혼수, 저혈당성 뇌증 등)의 증거가 없어야 한다.

2) 판정기준

(1) 외부자극에 전혀 반응이 없는 깊은 혼수상태

(2) 자발호흡의 불가역적 소실

(3) 양안동공의 확대고정

(4) 뇌간반사의 완전소실 : 광 반사, 각막반사, 안구 두부반사, 전정 안구반사, 모양체 척수반사, 구역반사, 기침반사

(5) 자발운동, 제뇌강직, 제피질강직, 경련 등이 나타나지 않는다.

(6) 뇌파검사 : 위의 (1)~(5)의 기준을 재확인할 수 있는 뇌파를 검사하여 평탄뇌파 30분 이상임을 확인한다.

(7) 소아에서의 판정기준

① 생후 2개월~1년 사이의 소아는 48시간 간격으로 2회의 판정기준 검사와 뇌파검사를 한다.

② 생후 1세에서 5세 사이는 성인에서와 같이 2회의 판정기준 검사와 1회의 뇌파검사를 하되 24시간의 간격을 두어야 한다.

③ 6세 이상의 소아는 성인에서와 같다.

3. 뇌사자 장기기증

뇌사판정기준 및 뇌사판정 절차에 따라 뇌 전체의 기능이 되살아날 수 없는 상태로 판정된 자가 뇌사시 다른 사람의 장기 등의 기능회복을 위하여 대가없이 자신의

특정한 장기들을 제공하는 것을 말한다. 뇌사시 장기기증은 뇌사자 본인이 장기기증 희망자일 경우 또는 가족 모두가 장기기증에 동의한 경우 장기기증이 가능하다.

4. 뇌사자와 식물인간

뇌사는 식물인간 상태와 엄격히 구별되며 뇌사 상태에서만 장기기증이 가능하다.

[표 6-1] 식물인간 상태와 뇌사상태

	식물인간 상태	뇌사상태
손상 부위	대뇌의 일부	뇌간을 포함한 뇌 전체
기능 장애	기억, 사고 등 대뇌장애	심박동 외 모든 기능 정지
운동 능력	약간의 움직임 가능	불가능
호흡, 소화, 순환 및 혈압조절	가능	불가능
경과	수개월~수년 후 사망 또는 회복	2주 이내 필연적 심정지
장기기증 여부	불가능	가능

5. 기증가능한 장기

장기기증은 크게 뇌사자 장기기증, 사후 및 생체기증으로 분류되며 각각 장기부전 환자들에게 기증할 수 있는 장기가 다르다.

1) 뇌사자 장기기증

심장, 폐, 간, 신장, 췌장, 소장, 각막, 피부, 연골, 혈관

2) 생체기증

(1) 신장 2개 중 하나, 간 일부, 췌장 일부, 소장 일부, 골수

(2) 만성 장기부전 환자들에게 기증

부부, 직계존 · 비속, 형제자매, 4촌 이내의 친족간, 기타

3) 사후기증

(1) 조직기증

① 피부, 건, 뼈, 연골, 인대, 근막, 혈관, 연골, 심장판막

② 치유되기 어려운 골육종, 심한 화상 등 환자에게 기증

(2) 각막기증

① 사망한 이후에 각막 기증

② 각막의 혼탁, 손상, 질병 등으로 인한 시각장애인들에게 기증
(안구는 사망후 6시간 이내에 적출되어야 이식 가능)

(3) 시신기증

① 의과대학 교육 및 연구용으로 기증

② 시체 해부 및 보존에 관한 법률에 근거

③ 장기나 조직기증 후 시신기증은 불가능

④ 18세 이상 가능

⑤ 사망 후 2~3년 안에 화장 후 분골을 가족에게 인도

⑥ 각 의과대학마다 절차나 준비서류 등이 상이할 수 있음

4) 장기 등 이식에 관한 법률(법률 제11976호)

(1) 2014년 1월 31일 시행됨

(2) 장기기증 및 이식할 수 없는 경우

① 이식하기에 적합하지 아니한 감염성 병원체에 감염된 장기(활동성 결핵, HIV 감염, 패혈증 등)
② 암세포 침범된 장기
③ 뇌사자 본인이 장기기증희망자라 하더라도 가족이 반대할 경우
④ 그 외 이식대상자의 생명 및 신체에 위해를 가할 우려가 있는 경우

제 7 장

스트레스

Hospice & Palliative Care

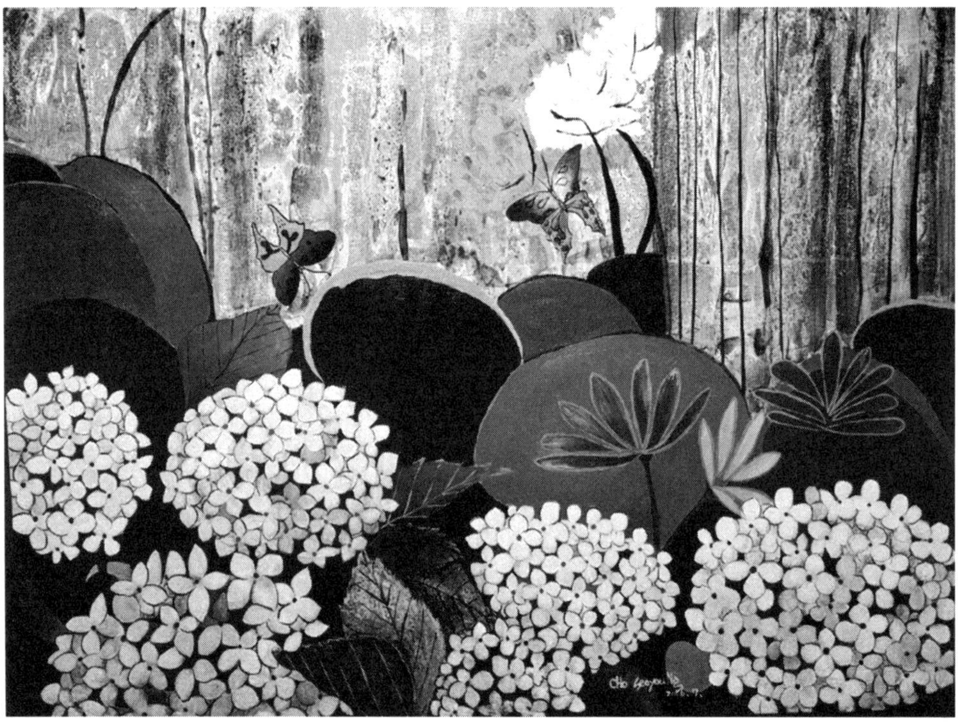

제 7 장

스트레스

1. 스트레스의 정의

아무리 정상적으로 잘 살아왔다 하더라도 우리들 대부분은 인생의 어느 시점에서 스트레스 관련 질병에 의해 심각하게 고통받는 것을 피할 수 없다.

스트레스란 삶의 시련과 고난을 의미하며 '스트레스를 받는다'라는 말로 수동적인 입장을 취한다. 업무가 주는 긴장감, 경제적 어려움 등 어려움에 처했을 때 나타날 갖가지 불쾌한 신체감각 상태로 표현한다. 숨이 가빠지며 심장이 뛰고 속이 쓰리거나 무력감과 의욕상실의 상태이며 스트레스는 사실상 맞서 싸울 수도 피할 수도 없는 적이다.

스트레스는 '긴장 혹은 긴장하게 하는 힘', '신체에 가해져서 긴장하게 하거나 그 형태를 변화시키는 힘'이란 의미이다. 고통(distress)의 준말이며 중세영어에서는 고통과 스트레스를 같은 의미로 사용했다. 삶이 우리에게 가하는 압력이자 동시에 이 압력을 우리가 느끼는 방식이다. 격렬한 혹은 지속적인 스트레스로 고통받는 사람들은 심장발작 혹은 동맥경화를 겪는 등 심혈관계에 문제가 생길 수 있다. 만성적인 스트레스는 면역계에 부담을 주어 감기나 감염 등에 취약하게 만들 수도 있고 면역반응을 위험수준까지 상승시켜 알레르기, 천식 및 자가면역질환을 초래할 수 있다.

스트레스 반응은 위협적인 상황에 적응하기 위해 주의력을 강화하고 신체를 긴장시켜 문제를 해결한 후에는 원상태로 되돌리는 탄력적이고도 강력한 시스템이며 통상적으로는 질병을 일으키지 않는다. 스트레스가 질병을 야기하는 경우는 오직 주어진 스트레스가 압도적이거나 비정상적이기 때문이다.

스트레스는 순간의 상황에서는 질병으로부터 신체를 보호하지만 이 기제가 만성적으로 활성화되면 신체 손상을 일으키고 질병을 악화시킬 수 있다.

신체의 주요 시스템들은 서로 협동하여 신체에 강력하고도 복잡한 방어수단을 제공하는데 이것이 도전-도피(fight or flight)로 알려진 스트레스 반응으로 상황에 반응하고 변화에 대처하도록 도와준다.

2. 알로스테시스(Allostasis)

알로스테시스는 항상성의 현대적인 개념으로 내부환경을 유지하기 위한 역동적인 변화를 의미한다.

다양성이란 뜻의 그리스어 접두사인 'allo'에서 유래했으며 신체가 스스로를 변화시킴으로써 안정을 유지한다는 관점을 강조한다. 이러한 신체의 변화들이 가장 극적으로 일어나는 곳이 바로 스트레스 반응을 구성하는 시스템들이다.

알로스테시스는 신속하고 복잡하게 조직된 커뮤니케이션 시스템으로 뇌와 연결되어 새롭거나 위협적인 상황을 인식한다. 내분비계는 뇌를 제외한 신체부위의 움직임에 관여하며 면역계는 신체 내부 방어를 담당한다.

항상성은 유기체가 내적 상태를 일정하게 유지하려는 경향으로 19세기 중반에 프랑스 과학적인 클로드 베르나르(Claude Bernard)가 처음 사용하였다.

베르나르는 신체가 일정한 상태를 유지하고자 하는 요구를 내부환경(le milieu internel)으로 불렀다. 많은 신체 조건들은 일정한 상태에 있어야 할 뿐 아니라 고정된 상태 혹은 변화하더라도 아주 좁은 범위 내에서 유지되어야 한다. 체온의 예로 40도가 넘으면 생명이 위험한 상황이 된다.

알로스테시스의 목적은 유기체가 어떤 변화에 직면해도 안정된 상태를 유지하도록 돕고 삶에 대한 위협뿐 아니라 어떤 도전이든 극복할 수 있는 충분한 에너지를 제공하는 데 있다.

스트레스 혹은 스트레스로 나가떨어지게 된 상태를「알로스테시스 과부하」라고 하며 이는 알로스테시스 반응이 오작동하여 야기한 신체적 손상을 뜻한다.

알로스테시스 과부하가 항상 외부로부터의 변화나 위급상황에 대처하는 와중에 걸리는 것은 아니다. 예를 들어 수면부족은 혈중 포도당과 코티졸 수준을 높이는데 이 상태가 만성화되면 골밀도가 낮아지고 복부지방이 증가하게 된다.

3. 스트레스의 원인

호스피스 팀은 말기환자를 간호하며 환자가 경험하게 되는 죽음의 과정을 곁에서 직면하게 된다. 만남과 죽음에 대한 경험은 호스피스 팀들에게도 적지 않은 스트레스가 되기도 한다. 스트레스는 사회문화적 요인, 환경적 요인 또는 개인적인 요인으로 인해 나타날 수 있다.

1) 사회문화적 요인

스트레스를 유발하는 여러 가지 원인들 중 가장 근본적인 것은 사회문화적 요인이라고 할 수 있다. 우리나라도 암 환자의 증가에 따라 호스피스·완화의료에 대한 인식이 이전에 비해 확대되었지만 아직까지도 사회문화 전반에 걸친 죽음을 부정하는 경향은 호스피스·완화의료를 제공하는데 있어서 가장 큰 걸림돌이 된다.

2) 환경적 요인

스트레스를 유발하는 가장 흔한 요인으로는 죽음을 앞둔 환자와 슬픔에 빠진 가족을 돌보아야 하는 환경적 요인이라고 볼 수 있다. 환자들의 죽음에 끊임없이 직면해야 하고 이러한 과정에서 과중한 업무로 지치게 되며 환자와 가족과의 상호작용으로 인해 발생하는 스트레스 그리고 호스피스 팀원들 간의 갈등이 여기에 해당한다.

3) 개인적인 문제

말기 환자를 돌보는 팀원으로서의 역할을 수행하는 것이 힘들 때 스트레스가 쌓일 수 있다. 따라서 완화적 돌봄에 대한 충분한 교육과 훈련이 매우 중요하다.

4. 스트레스의 증상

우리는 일상생활에서 항상 사소한 스트레스를 경험하며 이러한 스트레스는 축적될 수 있다. 스트레스에 지나치게 오랫동안 노출되면 신체적 증상을 일으킬 수 있고 많은 질병을 악화시킬 수도 있다.

스트레스는 만성질환, 뇌혈관질환, 동맥경화, 신경증, 불안, 우울증 그리고 자살 등 여러 가지의 질병을 유발시키는 것으로 나타났다. 또한 현대인들이 경험하는 신체질환의 약 80%는 스트레스성 신체질환이라는 보고가 있다. 스트레스를 많이 받는 현대인에게 스트레스 관리는 매우 중요하다. 과도한 스트레스는 탈진(burn out), 인지적 문제, 우울증, 불안 등의 정신적 증상과 신체적 질병이 연관되어 있다.

흔히 스트레스를 만병의 근원이라고 하는 것처럼 스트레스가 수많은 정신적, 육체적 문제들을 일으킨다는 것은 이미 주지의 사실이다. 우선 스트레스는 정신적으로 우울, 불안과 같은 부정적인 정서를 일으키고 만성화될 경우 우울장애, 불안장애, 공황장애와 같은 심각한 정신적 장애를 발생시킨다. 이러한 스트레스의 악영향은 육체적인 문제로까지 확대되는데 가볍게는 두통, 소화불량, 불면증과 같은 증상에서 만성화된 스트레스의 경우 심장질환, 당뇨병, 고혈압 등을 유발한다. 스트레스는 본인뿐만 아니라 자녀들에게까지 심각한 악영향을 미칠 수 있는 것으로 분석되고 있다.

스트레스는 면역기능에 변화를 일으켜 임파구 감소반응이 나타나고 바이러스 감염이 쉬워지고 병의 회복이 늦어지거나 재발이 높다. 또한 알레르기 반응, 천식 및 암 발생에 영향을 줄 수 있다.

스트레스에 의한 다양한 신체적, 심리적 증상들은 다시 스트레스를 증가시키고 증가된 스트레스는 또 다시 증상을 악화시키게 되는 스트레스의 악순환을 일으키게 된다.

스트레스가 건강에 영향을 미칠 수 있다는 생각은 1980년대에 와서 새롭게 부각되었으며 이 시기에 「A형 성격(type A personality)」이라는 용어가 등장했다.

스트레스를 지각하는 것은 극히 주관적인 경험이다. A형 성격이란 우울, 불안, 스트레스와 같은 「부정적 정서」, 「사회적 제한」에 취약한 성향을 보이면서 자기 표출을 의식적으로 억제하는 성향을 나타내는 성격으로 「부정적 정서」는 시간 및 장소와 무관하게 부정적 정서상태가 지속되는 것을 의미하며 부정적 정서상태가 높은 사람들은 두려움, 불안, 흥분을 자주 경험한다. 또한 「사회적 제한」은 타인과의 사회적 관계에서 거부당할 수 있는 잠재적 두려움을 피하기 위해 감정 및 행동의 표출을 억제하는 것을 의미하며 사회적 제한 수준이 높은 사람들은 타인과 함께 있을 때 더욱 긴장하고 위축된다. 이러한 A형 성격을 지닌 대상자는 A형 성격이 아닌 대상자에 비해 만성적 스트레스에 쉽게 노출된다고 알려져 있다.

5. 의료진의 스트레스

1) 직장에서의 스트레스

(1) **일에 대한 충족감** : 의사는 완치를 목적으로 마지막까지 적극적인 치료를 지시하여 보살핌을 중시하는 간호사와 많은 차이가 난다. 이 때 서로의 역할이나 입장을 존중하며 환자나 가족의 보살핌을 목표로 하는 것이 중요하다. 또 의료진 개인이 자신의 일에 책임과 자립성을 가져야 한다.

(2) **환자의 고통** : 일반적으로 환자의 가장 고통스런 시기는 통증이 완화되지 않을 때, 쇠약하여 자립할 수 없게 되었을 때, 죽음의 시기가 다가왔을 때이다. 이와 같은 시기는 가까이에서 돌봐드린 간호사를 비롯하여 의료진도 가장 고통을 느끼는 때이다. 특히 장기입원환자나 젊은 환자, 어린이를 남기고 가는 환자 등과 관련된 경우는 그 슬픔이 더욱 크다.

(3) **팀내의 제휴** : 팀에는 의사, 간호사, 사회복지사, 약사, 임상심리사, 물리치료

사 등 많은 직종의 전문가와 자원봉사자가 참여하고 있다. 따라서 각각의 역할과 입장을 이해하고 서로 존중하며 협력하는 것이 중요하다.

(4) **직장환경** : 물리적으로 쾌적한 직장환경을 만드는 것은 임종환자 진료에 관계하는 사람들에게 중요하다. 병동이나 병실의 청결함과 함께 근무체제도 부담이 없도록 해야 한다.

2) 소진(Burn out)

호스피스 제공자는 죽음에 직면한 환자와 그 가족과의 관계 속에서 신체적, 정신적으로 과다한 에너지 소모가 발생할 수 있으며 치료할 수 없는 말기 환자에 대한 직업적 능력의 한계와 정서적 압박감은 무기력함으로 결부되기 쉽다. 소진의 예방과 관리를 위해선 전문적 호스피스 교육이 필요하며 임상경험이 많은 전문인력 선발이 필요하다.

6. 스트레스의 성공적 대처

스트레스없이 사는 사람은 하나도 없다는 말이 과언이 아닐 정도가 되어 버린 오늘날에는 스트레스와 적응의 문제는 큰 관심 영역이 되고 있다. 스트레스는 인생의 불가피한 측면이며 인간 기능의 차이를 만드는 것은 사람들이 그 스트레스에 대처하는 방식이라는 것이 인식되었다. 스트레스는 외부 유기체에 의해서만 발생하는 것이 아니고 유기체의 감염 민감성에 달려있다는 것이다. 뇌가 스트레스를 받아들이는 방식에 따라 신체의 변화가 분명히 생긴다는 사실이다.

융과 매슬로우를 포함한 많은 심리학자들은 건강한 사람들, 즉 스트레스와 역경 그리고 노화에 잘 대응하는 사람들의 공통적인 특징을 다음과 같이 서술하였다.

1) 자신을 받아들이고 인정하는 능력

2) 타인과의 긍정적 관계

3) 자율성, 즉 타인의 허락이나 의견이 아니라 자신의 주관에 따라 자기 삶을 조절

할 수 있는 능력

4) 개인적 성장에 대한 열망

스트레스에 잘 대처하는 사람은 목표를 설정하고 실현에 힘쓰며 타인과의 좋은 관계를 위해 노력하며 긍정적인 자존감을 가진 사람이라 할 수 있다.

7. 스트레스 측정

1) 스트레스 지수 측정

문 항	전혀 그렇지 않다	약간 그렇다	그렇다	상당히 그렇다	아주 그렇다
1. 가슴이 답답하다.	0	1	2	3	4
2. 소화가 안된다.	0	1	2	3	4
3. 배가 아프다.	0	1	2	3	4
4. 어지럽다.	0	1	2	3	4
5. 만사가 귀찮다.	0	1	2	3	4
6. 쉽게 피로를 느낀다.	0	1	2	3	4
7. 온몸에 힘이 빠진다.	0	1	2	3	4
8. 자신감을 잃었다.	0	1	2	3	4
9. 몸이 떨린다.	0	1	2	3	4
10. 의욕이 떨어졌다.	0	1	2	3	4
11. 신경이 날카로워졌다.	0	1	2	3	4
12. 내가 하는 일에 전망이 없다.	0	1	2	3	4
13. 멍하게 있다.	0	1	2	3	4
14. 목소리가 커진다.	0	1	2	3	4
15. 마음이 급해지거나 일에 쫓기는 느낌이다.	0	1	2	3	4
16. 행동이 거칠어졌다.	0	1	2	3	4
17. 머리가 무겁거나 아프다.	0	1	2	3	4
18. 가슴이 두근거린다.	0	1	2	3	4

19. 지루하다.	0	1	2	3	4
20. 참을성이 없다.	0	1	2	3	4
21. 나는 아무 쓸모가 없는 사람이다.	0	1	2	3	4
22. 움직이기 싫다.	0	1	2	3	4
23. 일이 지겹게 느껴진다.	0	1	2	3	4
24. 최근에 결근이나 조퇴를 한 적이 있다.	0	1	2	3	4
25. 일을 할 때 실수를 하게 된다.	0	1	2	3	4
26. 직장을 그만둘 것을 고려 중이다.	0	1	2	3	4
합 계	점				

출처: 스트레스 반응 척도의 수정판 개발 및 타당화 연구(최송미 등, 2006)

[스트레스 지수]

① 38점 미만 : 건강군(Normal Group)

② 38~58점 미만 : 요주의군(Risk Group)

③ 58~104점 : 질병 가능군(High Risk Group)

2) 티모스 측정

티모스(thymos)란 인간이 살아가는 동안 자신을 지키려는 힘과 삶에 대한 열정, 기개와 용기를 뜻하며 스트레스 관리를 위해 자신의 티모스를 깨워야 한다.

문 항	네	아니오
1. 내가 하는 일에 자부심이 있다.		
2. 목표를 이루기 위해서는 욕구를 참고 절제해야 한다.		
3. 어려운 일일수록 적극적으로 나서서 해결해야 한다.		
4. 나는 열정적이다.		
5. 칭찬을 받으면 내 능력을 훨씬 더 잘 발휘한다.		
6. 남에게 무시당하지 말고 자존심을 지켜야 한다.		
7. 나는 주변 사람들이 힘을 낼 수 있도록 돕는다.		
8. 조직에서 인정받기 위해 최선을 다한다.		
합 계	개	

[티모스 지수]

① 6개 이상 : 강한 티모스 상태. 어려운 일도 마다하지 않고 불굴의 도전 정신 발휘

② 4~6개 사이 : 보통 수준

③ 3개 이하 : 약한 티모스 상태. 열정과 에너지가 부족한 상태로 상황을 변화시킬 주도성을 포기하고 냉소적인 태도로 바라보는 상태

[티모스 강화 방법]

① 자신의 티모스가 가장 활발했던 순간을 떠올려 보자.

② 결정적 만남을 찾아라.

③ 작은 성취라도 연속이 중요하다.

3) 스트레스 관리를 위한 프로그램 운영

호스피스 제공자들의 스트레스 관리를 위해 지속적인 연수, 피정, 세미나 등의 신체적, 정서적 지지 프로그램의 제공이 필요하며 물리적 공간에 대한 제공도 필요하다 할 수 있다.

제 8 장

의사소통

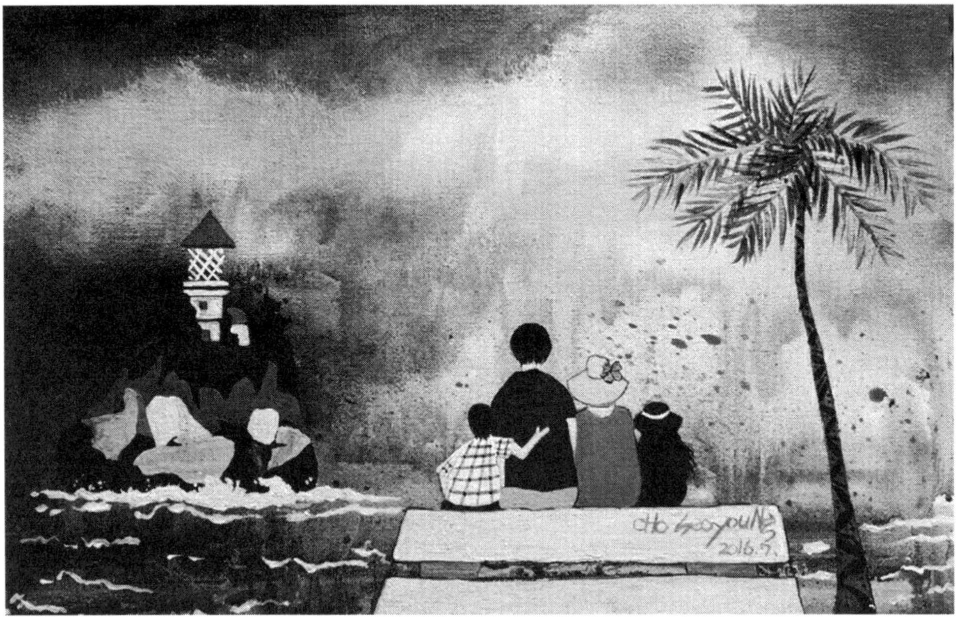

제8장

의사소통

1. 의사소통의 정의

인간이 사회생활을 하기 위해서 가장 필수적으로 가지고 있어야 하는 능력이 의사소통능력이다. 의사소통은 두 사람 이상의 관계에서 그들 각자의 생각과 감정 등을 표현할 수 있도록 언어와 비언어적 방법을 통해 상호 공유를 위한 노력의 과정이라 할 수 있다. 상호간 소통을 위해 사용되는 매체로는 구어와 문어는 물론 몸짓, 자세, 표정, 억양, 노래, 춤 등과 같은 비언어적 요소들까지 포함된다.

위와 같은 행동으로 의사소통이 불가능한 사람들을 위해 많은 도구와 치료법이 개발되어 있으며 일반적인 소통을 하는 데는 거의 문제가 없다. 현대에는 직접적인 소통 이외에도 네이버, 다음, 네이트와 같은 포털 사이트나 페이스북, 트위터 등의 소셜 네트워크 서비스(SNS)를 이용해 불특정 다수와의 의사소통을 하기도 한다.

2. 의사소통의 과정

의사소통은 하나의 과정이다. 이 과정에서는 송신자, 수신자 그리고 전달하고자 하는 메시지가 있는데 송신자는 메시지를 보내면서 끊임없이 수신자로부터 피드백을 받는다. 이와 같이 의사소통이란 끊임없이 메시지를 주고받는 과정이며 직선적인 것이 아니라 순환적인 것이다[그림 8-1].

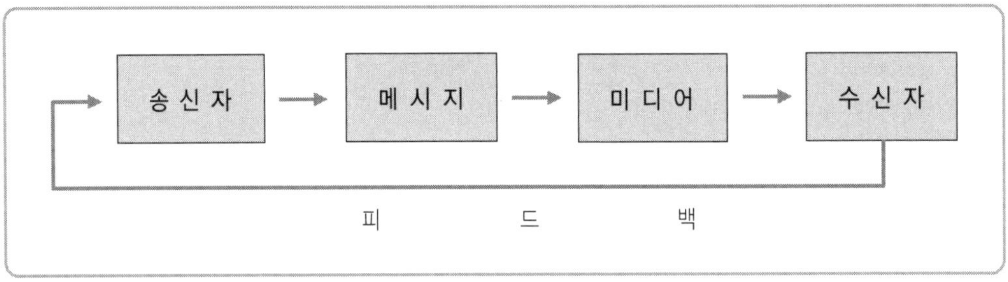

[그림 8-1] 의사소통

3. 의사소통의 종류

1) 언어를 통한 의사소통

언어는 의사소통의 주요 요소로써 소리나 글로 나타내는 의사전달 방법이다. 언어를 통한 의사전달을 할 때 말하는 이는 듣는 이에게 보다 명확하고 쉽게 의사전달이 될 수 있도록 조직적 사고력을 통해 쉬운 어휘를 사용하는 것이 효과적이다.

2) 비언어를 통한 의사소통

비언어적 의사소통이란 언어적 의사소통으로 전달하게 될 메시지의 효과를 높이는 역할을 하며 언어적 의사소통으로 표현하기 곤란한 감정과 정서를 표현하고 인간의 보편적이고 자연적인 학습되지 않은 행위를 의미한다.

미국의 심리학자 알버트 메라비안의 연구에 의하면 사람의 첫인상을 결정하는 요소는 시각적(55%), 청각적(38%), 언어적(7%) 요소로 나뉜다고 하였다.

이처럼 93%가 비언어적 영역인 시각적 요소와 청각적 요소에 의해 의미 전달이 많은 영향을 받는다.

4. 의사소통의 단계

1) 호스피스 팀원들은 환자의 행동이나 태도에 대해 비판하지 말고 객관적으로 생각하여 표현한다.
2) 자연스러운 대화로 시작하고 적극적인 경청의 태도로 대화를 진행한다.
3) 거짓으로 환자를 안심시키려 하기보다는 솔직한 태도로 공감을 표현한다.
4) 호스피스 팀원들은 환자에게 그들의 남은 삶을 통합하여 주고 마지막 순간을 지켜줄 수 있는 지지자임을 명확하게 설명한다.
5) 상담을 종료할 때는 다음 상담시간을 정하되 환자의 심신 상태를 고려하여 정하도록 한다.

5. 효과적인 의사소통 기법

1) 대화를 개방적으로 할 수 있는 분위기를 형성한다.
2) 상대방을 수용하는 언어를 사용한다.
3) 미움과 증오를 조성하는 비수용적인 말을 하지 않는다.
4) 서로 의견을 주고받는 쌍방적인 대화가 되도록 한다.
5) 공통 관심사를 갖도록 한다.
6) 상대방의 이야기에 경청한다.
   (1) 말하는 것보다 듣는 것이 더 중요하다.
   (2) 1・2・3화법 활용(1번 말하고, 2번 들어주고, 3번을 공감하라)
   (3) 경청을 할 때 올바른 자세
      ① 환자와 함께 의논할 준비가 되었음을 알리는 의사표현으로써 정면으로 마주하며 상대방을 향하여 상체를 기울여 다가앉아 경청한다.
      ② 부드러운 눈의 접촉과 손이나 다리를 꼬지 않는 바른 자세를 취하는 것은 상대에게 마음을 열어놓고 있다는 표시이다.

③ 경직되지 않은 자세는 편안한 마음을 상대방에게 전할 수 있다.

④ 상대방의 이야기에 적절한 반응을 한다.

8) 상대방을 배려하는 대화를 한다.

(1) 명령형보다는 청유형 사용(~해 주시겠습니까?)

(2) 부정형보다는 긍정형 사용

(3) 요조체보다 다까체 사용(~입니다, ~하십니까?)

(4) 쿠션어 사용(죄송하지만, 괜찮으시다면, 실례합니다만 등)

(5) 올바른 호칭과 높임말을 사용한다.

(6) 나-전달법

나-전달법(I-Message)이란 내가 문제를 가질 때 사용하는 기법이다. 상대방과의 관계에서 내가 화가 나거나 문제의식을 가질 때 사람들은 흔히 너-전달법(You-Message)을 사용하여 상대방의 행동을 표현함으로써 상대방을 공격, 비난한다는 느낌을 갖게 할 수 있다. 이와는 달리 나-전달법을 사용하여 상대방의 행동과 관련된 자신의 생각이나 감정을 표현하는 대화방식은 상대방으로 하여금 개방적이고 솔직하다는 느낌을 가지게 함으로써 상대방과 관계된 문제 해결에 더욱 효과적일 수 있다.

[표 8-1] 나 - 전달법과 너 - 전달법의 특징

분류	나 - 전달법	너 - 전달법
정의	'나'를 중심으로 하여 상대방의 행동에 대한 자신의 생각이나 감정을 표현하는 대화방식	'너'를 중심으로 하여 상대방의 행동을 표현하는 대화방식
결과	• 상대방에게 나의 입장과 감정을 전달함으로써 상호이해를 도울 수 있다. • 상대방에게 개방적이고 솔직하다는 느낌을 전달하게 된다. • 상대방은 나의 느낌을 수용하고 자발적으로 자신의 문제를 해결하고자 하는 의도를 갖게 된다.	• 상대방에게 문제가 있다고 표현하므로써 상호관계를 파괴하게 된다. • 상대방에게 일방적으로 강요, 비난, 공격하는 느낌을 전달하게 된다. • 상대방은 변명하려 하거나 반감, 저항, 공격성을 보이게 된다.

• 나-전달법은 언제 사용하나?
상대방이 별로 잘못했다고 생각하지 않거나 문제가 될 만한 일이 안된다고 생각하고 있음에도 내가 생각하기에는 문제가 되거나 잘못되었다고 생각할 때 상대방과 관련된 문제를 해결하기 위한 대화시 사용한다.

6. 의사소통 어려움

1) 잘 듣지 않는 태도
2) 문제에 진정으로 반응하지 않는 태도
3) 비판을 일삼는 태도
4) 희생양을 만드는 태도
5) 위협하고 경멸하는 태도
6) 침묵으로 일관하는 태도

7. 죽음의 단계별 의사소통

1) 부정의 단계

환자는 자신에게 발생한 질병에 대해 정확한 인지가 필요한 반면 충격적 상황을 받아들일 수 있는 시간적 여유가 필요하게 된다. 이럴 때 믿기 어려운 힘든 상황에 대해 함께 공감하는 대화가 필요하게 되고 환자가 자신의 질병에 대한 현실적 생각을 갖도록 도와야 한다.

2) 분노의 단계

환자는 하필이면 자신에게 이와 같은 질병이 발생했는지 자신은 물론 주위 사람들에게 분노를 표현하게 된다. 분노의 단계를 이해하고 환자가 보다 편안해 질 수 있도록 수용해줌으로써 자신이 관심과 보살핌을 받고 있다는 것을 느낄 수 있도록 해 주어야 한다.

3) 타협의 단계

환자는 절대자인 신에게 의지하고 착한 행동과 헌신을 통해 자신에게 주어진 시간이 고통없이 진행되길 바라게 된다.

4) 우울의 단계

질병의 진행으로 나타난 증상과 쇠약해진 몸으로 인해 환자는 심한 우울증에 빠지게 된다. 남게 될 가족 걱정과 경제적 걱정 등으로 인해 혼자서 우는 경우가 발생한다. 이러한 경우 특별한 대화를 진행하려 하기 보다는 충분히 감정을 쏟아 낼 수 있도록 해주어야 하며 감정을 표현하고자 할 때 조용히 들어주고 곁에서 슬픔을 함께 나누는 지지자가 되어 주어야 한다.

5) 수용의 단계

임종의 순간이 다가오고 있음을 받아들이는 단계로써 환자는 힘들었던 감정을 털어 놓는 여유가 생기게 된다. 죽음을 통해 홀로 버림받게 될 것이라는 마음을 갖지 않도록 임종의 순간을 맞이하게 될 환자를 곁에서 수용하고 격려함으로써 자신의 삶의 가치를 재조명해 볼 수 있게 된다.

8. 호스피스 · 완화의료팀에서의 의사소통

호스피스 · 완화의료팀은 다른 측면에서 환자를 보게 되므로 의사소통이 힘들 수 있다. 정기적, 비정기적인 의사소통을 통해 서로의 업무에 대한 이해가 필요하다. 또한 각 분야별 기록을 정확히 하여 다른 팀들이 환자와 가족을 돌보는 상황을 이해하는 것이 필요하다.

따라서 호스피스·완화의료팀들의 원활한 의사소통은 다음과 같은 효과를 얻을 수 있다.

(1) 공동 목표를 향한 상호 협조를 위해 호스피스·완화의료팀원 사이의 이해 조성
(2) 호스피스·완화의료팀에서 행하는 의사결정의 전제조건
(3) 팀내 구성원의 심리적 욕구충족
(4) 호스피스·완화의료의 질과 효율성을 증가
(5) 팀 구성원간의 문제점과 해결방안 모색

제 9 장

호스피스 · 완화의료 발전방안

Hospice & Palliative Care

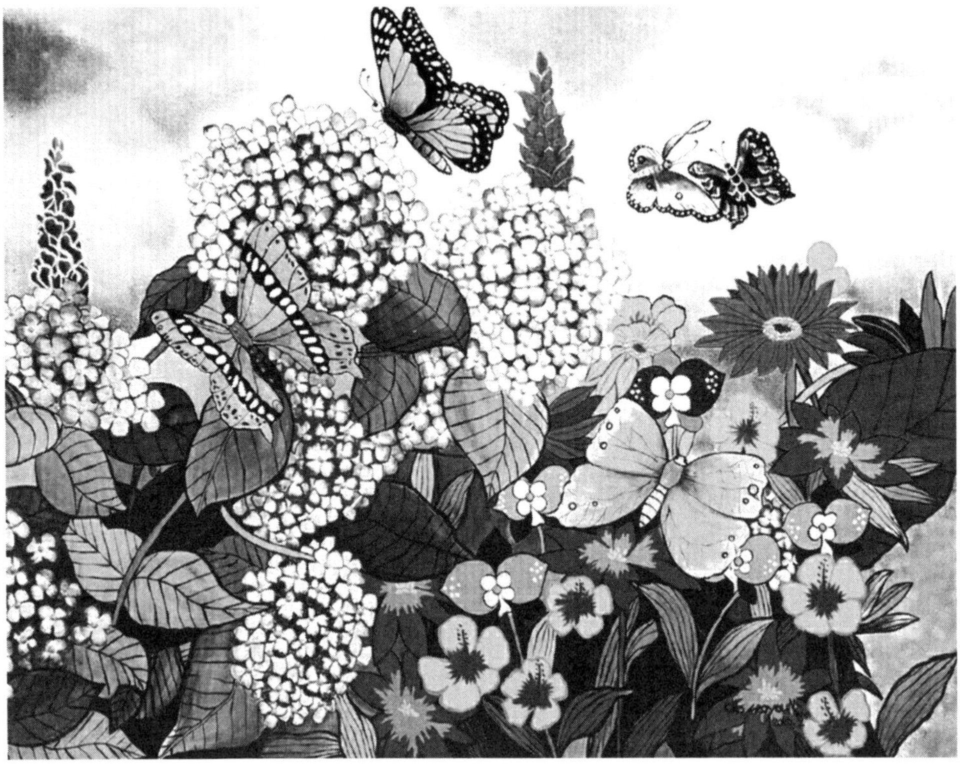

제9장

호스피스 · 완화의료 발전방안

1. 호스피스 · 완화의료의 문제점

호스피스 · 완화의료에 대한 요구는 상당한 수준으로 추산된다. 대표적으로 암환자의 경우만 보더라도 해마다 약 10만명의 암환자가 발생하고 20만명 이상이 치료받고 있으며 7만여명이 사망한다(2015년 사망원인 통계연보). 현재 말기환자 관리의 문제점을 살펴보면 다음과 같다.

1) 말기환자들의 높은 3차 의료기관 의존도

암환자의 사망전 1년 동안의 의료이용 양상을 보면 약 90%가 종합병원에 입원하고 있다. 이러한 말기암환자들의 일반의료시설의 이용은 의료비용을 상승시키며 병실의 부적절한 활용 원인 중의 하나이기도 하다. 통계청 자료에 따르면 국내에서도 1985년에는 사망자의 8.5%가 병원에서 사망한 반면 1998년에는 28.5%로 1980년 후반 이후 병원에서 사망하는 비율이 점차 급증하고 있다.

2) 말기환자 퇴원 후 관리 대책의 결여

말기암환자에 대한 체계적인 의료의 제공을 뒷받침해 줄 수 있는 의료제도의 미비로 퇴원후의 돌봄계획이 없이 병원에서 퇴원을 권유받게 되는 경우가 흔하고 사실상 환자 가족이 책임을 떠맡게 되는 경우가 일반적이라고 볼 수 있다. 더구나 많은 환자들이 치료효과가 입증되지 않은 고가의 민간요법을 이용하고 있는 것으로 알려져 있다.

결과적으로 경제적인 손실을 초래할 뿐만 아니라 인생을 정리하고 보람있는 삶을 살아야 할 중요한 시기를 헛되이 보낼 수 있다. 이로 인해 가족들 간의 갈등과 윤리 문제가 야기될 수 있으며 환자와 그 가족의 삶의 질이 떨어지게 된다.

3) 말기환자 진료의 고비용 문제

미국의 경우 사망 전 1년 동안에 말기환자에게 지출되는 의료비용이 전체 의료비의 10-20% 그리고 메디케어 비용의 27%에 해당되고 있어 말기환자와 관련된 고비용의 문제가 심각한 재정적 부담이 되고 있다. 미국의 자료를 보면 임종 전 1년 동안에 지출되는 의료비의 약 50%가 임종 전 2개월 동안에 지출되고 있으며 임종 전 1개월 동안에는 약 40%가 지출되고 있는 것으로 보고되고 있다.

전체 환자 1인당 지출비는 사망 직전에 집중되어 사망 전 2년의 월평균 진료비는 남성 48만원, 여성 51만원이며 사망 전 한달 진료비는 각각 306만원(남성)과 257만원(여성)으로 늘어난 것으로 나타났다. 특히 암환자의 경우 암으로 인한 전체 진료비의 약 3분의 1에 해당하는 비용이 임종 전 한달 동안 지출된다.

4) 부적절한 통증관리

통증은 암환자들이 겪는 가장 흔한 증상 중의 하나이며 암환자들의 삶의 질 향상에서 가장 중요한 해결과제이다. 진행성 암인 경우 70~90%가 통증관리원칙에 따른 적절한 통증조절이 이루어질 수 있음에도 불구하고 이 중 60~70%의 암환자들이 적절한 통증치료를 받지 못하고 있는 것으로 보고되고 있다. 암성 통증의 75~85%는 진통제로 조절이 가능하지만 5~20%는 주사가 필요하고 1~5%는 신경차단이 필요하다. 암 통증의 부적절한 관리는 마약사용에 대한 제도적 엄격성에 기인하는 점도 지적되고 있지만 의료인들의 마약진통제에 대한 지식의 부족과 부정적 태도와도 관련이 있는 것으로 알려져 있다.

2. 호스피스 · 완화의료의 발전방향

죽음을 삶의 마지막 마무리라는 인식의 변화가 필요하며 연명의료결정 관련 법제화와 비암성질환 급여 확대 등 호스피스 · 완화의료는 우리나라 국민적 정서와 보건의료체계에 맞는 새로운 제도로 발전하는 중대한 시점으로 이를 위한 발전방안으로 다음과 같은 내용들이 이루어져야 한다.

1) 호스피스 · 완화의료에 대한 사회적 합의 필요

연명의료중단에 대한 선택이 환자로 하여금 죽음에 이르도록 방치하는 것이 아니라 호스피스 · 완화의료를 통해 통증관리와 함께 신체적 · 정서적 · 사회적 · 영적 케어와 인간적 나눔이 강화됨으로써 품위 있는 인간적 죽음이 될 수 있도록 해야 한다.

사전의료의향서를 통해 심폐소생술 또는 인공호흡기 사용 등에 대한 의사를 밝힐 때 호스피스 · 완화의료의 선택을 법적으로 보장해줄 필요가 있다. 사전의료의향서 제도화와 함께 호스피스 · 완화의료와의 연계를 반드시 포함시켜야 할 것이다.

2) 호스피스 · 완화의료 조기의뢰 체계 구축

호스피스 · 완화의료기관의 조사에 따르면 호스피스 · 완화의료기관에 의뢰된 후 절반 정도가 2주 이내 사망하며 1개월 내에 사망하는 환자가 약 4분의 3을 차지하는 등 의뢰가 늦어져 호스피스 · 완화의료의 적절한 서비스를 받지 못하고 있다. 적극적인 항암치료(수술, 방사선치료, 항암제 등)가 효과가 없고 점차 악화되는 시점에는 빠른 시일 내 호스피스 · 완화의료를 시작할 수 있도록 해야 한다.

환자의 흐름을 유도하고 말기암환자 관리가 효율적으로 이루어지기 위해 환자 회송 및 의뢰를 활성화 할 수 있는 제도적 방안이 마련되어야 하며 지역별로 적절한 양의 기관이 배치되어 이들 간의 유기적인 연계체계하에 지역 중심의 호스피스 · 완화의료가 제공되도록 하여야 한다.

3) 호스피스 · 완화의료 질 향상을 위한 재정적 지원

질 높은 호스피스 · 완화의료서비스를 제공하기 위해 보다 적극적인 재정적 지원이 필요하다. 국민들도 품위있는 죽음을 위해 정부가 해야 할 일 중 말기환자에 대한 재정지원을 가장 중요시하고 있다.

2004년 실시한 대국민조사에서도 품위있는 죽음을 위해 '말기환자를 위한 재정적 지원'과 '호스피스 · 완화의료서비스에 대한 건강보험 인정'을 가장 중요하게 제시하고 있다(윤영호, 2012).

4) 호스피스 · 완화의료의 문화 · 홍보 활동

호스피스 · 완화의료는 단순히 통증 등 증상의 조절과 같은 의료적인 측면 뿐만 아니라 인생의 마지막에서 중요한 요소인 무의미한 연명치료의 중단, 사회경제적 부담의 완화, 영적 신념 등을 성취할 수 있도록 해주기 때문에 범국민적인 '품위있는 죽음을 위한 문화운동'으로 승화시켜 나가야 한다.

호스피스 · 완화의료를 홍보하기 위해 우리나라를 포함한 약 70개국에서 매년 10월 둘째 주 토요일 호스피스 · 완화의료의 날 행사를 진행하고 있다(윤영호, 2012).

5) 건강보험수가 도입

보건복지부는 호스피스 · 완화의료의 활성화 방안으로 건강보험수가 도입, 보호자 없는 병원모델 적용 등에 대한 홍보강화 등을 발표하였다.

건강보험 수가의 도입방안을 살펴보면 첫 번째로 완화의료전문기관에 대한 건강보험수가 적용, 두 번째로 호스피스 · 완화의료팀(Palliative Care Team; PCT)에 대한 수가 부여, 세 번째로는 가정에서 이루어지는 호스피스 · 완화의료에 대한 시범수가를 부여하는 것이다.

6) 충분한 재정적 지원방안 모색

호스피스 · 완화의료에 대한 수가가 책정된다 하더라도 관련 기관의 부족과 지역적 불균형 문제를 해소하고 해당 기관의 질적 향상을 도모하기 위해서는 정부의 적극적 재정지원이 필요하다.

호스피스 · 완화의료제도가 확립된 영국 및 호주에서는 호스피스 · 완화의료 운영 비용의 약 3분의 1을 국가에서 책임지고 우리나라에서는 지역별 수요와 공급을 고려해 광역단위별 호스피스 · 완화의료 기관을 육성하는 방안과 중소병원의 일부 병상을 호스피스 · 완화의료 병상으로 전환하거나 중소병원 자체를 전문병원화하여 이를 지원하는 방안 등을 고려할 수 있다.

호스피스 · 완화의료 제도의 정착을 위해서는 정부의 전폭적인 지원이 필요하다. 특히 수가개발시 호스피스 · 완화의료 제도화에 대한 사회적 관심이 높은 이때 건강보험 재정문제에 갇혀 양질의 호스피스 · 완화의료 제공이 불가능한 수가가 결정되지 않도록 지속적인 관심이 필요하다.

즉, 말기 환자들에게 실질적인 도움이 될 수 있는 충분한 수가개발이 이루어져야 할 것이다.

또한 호스피스 · 완화의료의 특성상 시설, 인력, 장비, 서비스의 제공 등에 필요한 의료기관의 초기 부담을 고려할 때 신규 진입 의료기관에 대한 정책적인 재정지원도 함께 논의되어야 할 것이다.

7) WHO의 호스피스 · 완화의료 정책화를 위한 권고사항

(1) 통증완화와 호스피스 · 완화의료에 대한 국가차원의 정책과 프로그램을 수립하되 이는 개별 국가가 발전시켜 온 고유한 보건의료체계에 연계하여 발전시킬 것

(2) 가정에 있는 환자에 대해서도 형평에 맞게 서비스가 제공될 것

(3) 가정에서 환자를 돌보고자 희망하는 가족들의 재정적 · 정서적 · 신체적 · 사회적 부담을 경감시키기 위해 정부는 보상체계의 수립을 고려할 것 등을 권고할 것

참고문헌

고준기, 조현, 이강호 (2014). 연명의료결정법안에 관한 문제점 및 개선방안. 강원대학교 비교법학연구소. 제43권 1-43.

구현정 (2003). 대화 -사람의 마음을 표현하는 최선의 방법.

국립암센터, www.ncc.re.kr.

김계현 (2014). 호스피스·완화의료 활성화를 위한 향후 과제. 의료정책포럼 제12권 1호 통권44호. pp.50-56.

김미희 (2013). 로고테라피를 활용한 기독교 well-dying 교육 연구. 고신대학교 대학원 석사학위논문.

김분한 (2013). 호스피스 총론. 포널스출판사.

김성렬, 김혜영, 강정희 (2014). Type D성격 유형에 따른 간호사의 공감 피로, 소진, 공감만족 및 직무 스트레스. 간호행정학회지 제20권 3호, 272-280.

김옥경 (2008). 호스피스완화의료팀 내의 파트너십; 역할분담과 Synergic Effect. 한국호스피스완화의료학회.

김용국 (2011). 생활법률해법사전. 위즈덤하우스.

김윤희 (2016). 스트레스 수준에 따른 산림치유 프로그램 선호도 분석. 한국환경생태학회지 제30권 3호, 434-442.

김정희 편역, Richard S. Lazarus, Susan Folkman 저서 (1991). 스트레스와 평가 그리고 대처. 대광문화사.

나무위키. https://namu.wiki/w/안락사.

네이버 지식백과. terms.naver.com.

노민기 (2008). 심폐소생술. 한국산업안전공단 p.4, 11-12.

노유자, 한성숙, 안성희, 김춘길 (1994). 호스피스와 죽음. 현문사.

노유자 편역 B.R. Cassileth et alii 저서 (1997). 암환자의 가정간호 - 환자와 가족을 위한 지침서 -. 현문사.

로널드 드워킨 (2008). 생명의 지배영역. 이화여자대학교생명의료법연구소.

"무의미한 연명치료 중단 '웰다잉법' 2018년 시행". 『연합뉴스』. 2016.1.8.

미셸 오트쿠베르튀르 (2006). 안락사를 합법화해야 할까. 민음IN.

박동섭 (2013). 생전유언의 법리와 제도 연구. 연세대학교 대학원 박사학위논문.

백승균 (2004). 호스피스 철학. 계명대학교출판부.

변광호, 장현갑 (2005). 스트레스와 심신의학. 서울 : 학지사.

변비조 (2016). 노인요양종사자의 죽음과 웰다잉인식이 임종간호수행에 미치는 영향. 대구한의대학교 대학원 박사학위논문.

생명윤리정책연구센터 (2011). 연명치료 중지 및 사전의료의향서 조사연구보고서. 의료윤리정책 연구보고서 I.

서울서부지법 2008. 11. 28. 2008가합6977 서울고등법원 2009. 2. 10. 2008나116869; 대법원 2009. 5.

석대은 (2012). 스트레스와 심리신경내분비면역학. 충남 : 충남대학교출판문화원.

“세계 6번째 안락사 허용국이 된 캐나다를 보며”, 『비온뒤』, 2016.6.20.

“스위스 안락사 여행자 1천749명...전세계 찬반논란 가열”, 『SBS』, 2015.8.17.

알프레드 토버 (2003). 어느 의사의 고백. 지호.

울리 분덜리히 (2008). 메멘토 모리의 세계 ‘죽음의 춤’을 통해 본 인간의 삶과 죽음. 길.

윤영호 (2008). 품위 있는 죽음과 호스피스 · 완화의료에 대한 일반 국민들의 태도. 호스피스 · 완화의료학회지 7(1), 45.

윤영호 (2012). 호스피스 · 완화의료 현황과 발전방안. 의료정책보험 제10권 4호, pp. 39-44.

이경순 (2012). 인간관계와 의사소통. 현문사.

이안 다우비긴 (2007). 안락사의 역사. 섬돌.

이연경, 최준식 편역, Bruce McEwen, Elizabeth Norton Lasley 저서 (2010). 브루스 맥쿠엔의 스트레스의 종말. 시그마북스.

이웃 일본의 경우 요코하마(横浜)지방재판소 (1995). 치료행위의 중지와 관련하여 그 허용성.

이재석 (2010). 존엄사에 관한 고찰. 한국법학회 p.171-195.

이정렬 (2007). 각국의 호스피스법령 · 수가체계 · 운영체계 분석 및 국내 도입 방안 연구. 연세대학교 간호대학 간호정책연구소. 보건복지부.

이지환 (2011). 호스피스 원격진료시스템 모델 개발에 관한 연구. 인제대학교 대학원 박사학위논문.

이토 아키라 (2001). 듣는 기술이 사람을 움직인다. 은행나무.

임송자, 송선희 (2012). 죽음에 대한 태도가 죽음불안에 미치는 영향. 한국콘텐츠학회논문지 12(5), 243-255.

유양숙 외 (2006). 호스피스 팀원들의 영적 돌봄 수행도 측정 도구 개발. 한국호스피스 · 완화의료학회지 제9권 2호, 86-92.

“원하는 임종장소는 집인데 … 국민 10명 중 7명 병원서 숨져”. 『메디컬투데이』. 2016.8.16.

장 폴 사르트르 외 (2004). 죽음의 철학. 청람.

전국대학보건관리학교육협의회 (2016). 생활과 건강증진 제3판. 계축문화사.

정동호 외 (2004). 철학, 죽음을 말하다. 산해.

조성중 (2016). 호스피스・완화의료팀에서의 의사소통. 한국호스피스완화의료학회 하계학술대회.

정운경 (2015). 웰다잉 프로그램과 노인의 삶과 질, 죽음불안과 자아통합감의 관계연구. 서울벤처대학원대학교 박사학위논문.

井田良 (2007). "終末期醫療と刑法". Jurist. 有斐閣. 1-15.

정정숙 편역, Ruth H. Folta 저서 (1995). 영적간호 – 기독의료인/기독간호사의 역할. 현문사.

조한상 (2013). 안락사에 관한 법적 고찰-헌법학과 형법학의 융합과 그 파급효과. 한국법학회 49권0호.

조현 (1993). 우리나라 호스피스 프로그램의 개발에 관한 연구. 서울대학교 보건대학원 박사학위논문.

조현 (1993). 호스피스 프로그램 이론 및 각국의 현황에 관한 고찰. 대한병원협회지.

조현, 박수조, 손도수, 허정규, 정용모, 유진영 편역, Koren Orloff, Kaplan, M.P.H., Sc. D and Christopher Lukas 저서 (2006). 삶의 마지막 순간까지. 청암.

진경화 (2016). 영화「씨 인사이드(2004. 스페인)」와「아무르(2012. 프랑스, 오스트리아, 독일 합작)」 그리고「행복한 엠마, 행복한 돼지 그리고 남자(2006. 독일)」에 나타난 죽음의 문제-안락사 및 존엄사의 역사 및 시대적 배경을 중심으로. 충북대학교 인문학연구소 51권0호, pp1-34.

"죽기 한달 전 암치료비 '임종 전 2년' 평균의 5~6배".『다음뉴스』. 2016.3.4.

진중권 (2016). 춤추는 죽음. 세종서적.

최진오 (2013). 초등학생의 ADHD 증상과 스트레스 수준 및 스트레스 대처행동. 특수아동교육연구 제15권 1호, 267-291.

칼 라너 신부 (2016). 영적인 체험에 대하여, 호스피스・완화의료 자원봉사자교육. 인제대학교 LINC 사업단.

토니 호프 (2011). 안락사는 살인인가? 사례로 만나는 의료윤리의 쟁점들. 한겨레.

통계청. kostat.go.kr.

한국가톨릭호스피스협회. www.kcha21.net.

한국민족문화대백과사전. encykorea.aks.ac.kr.

한국장기기증원. http://www.koda1458.kr/main.do.

한국학중앙연구원. www.aks.ac.kr.

한성숙, 한미현, 용진선 (2003). DNR에 대한 의사들의 인식 및 태도조사. 한국의료윤리학회지 6권 1호, 15-33.

한스 큄, 발터 옌스 (2010). 안락사 논쟁의 새 지평 : 생의 마지막 선택, 품위있는 죽음. 세창미디어.

허대석, 조현 (2003). 임종을 맞이하는 마지막 1주일. 군자출판사.

허영호 (2016). 죽음에 대하여. 호스피스 · 완화의료 자원봉사자교육. 인제대학교 LINC 사업단.

“호스피스의 진정한 의미”. 『김해인터넷신문』. 2010.3.16.

홍영선, 염창환, 이경식 (2000). 한국 호스피스의 과거와 현재. 한국호스피스완화의료학회지 3(2), 113-117.

Andrw B. Adams (1985), Dilemmas of Hospice, A Critical Look at its Problem, ACS Professional Education, Americal Cancer Society, 85-50M-No. 3441, p.9.

Chavez-Korell, S., and L. Torres (2014), Perceived stress and depressive symptoms among latino adults the moderating role of ethnic identity cluster patterns. The Counseling Psychologist 42(2):230-254.

Denollet J. Type D personality (2000), A potential risk factor refined. Journal of Psychosomatic Research 49(4):255-266.

Glise, K., E. Hadzibajramovic, I. H. Jonsdottir and J. G. Ahlborg (2010), Self-reported exhaustion: a possible indicator of reduced work ability and increased risk of sickness absence among human service workers. International Archives of Occupational and Environmental Health 83(5):511-520.

Grizenko, N., Shayan, Y. R., Polotskaia, A., Ter-Stepanian, M., & Joober, R. (2008), Relation of maternal stress during pregnancy to symptom severity and response to treatment in children with ADHD. Journal of Psychiatry and Neuroscience 33, 10-16.

Hamaideh SH, Ammouri A. (2011), Comparing Jordanian nurses' job stressors in stressful and non stressful clinical areas. Contemporary Nurse 37(2):173-187. http://dx.doi.org/10.5172/conu.2011.37.2.173.

Han AK, Kim OS, Won JS. (2007), A study on job stress and coping method by the personality types of clinical nurses. Journal of Korean Clinical Nursing Research 13(2):125-136.

Jack McKay Zimmerman(Ed.) (1986), Hospice Care as a Response to the Problems of Terminal illness, Hospice - Complete Care for the Terminally illness, p4, Urhen & Schwarzenberg, Maryland.

Knneth P. Cohen (1979), Hospice - Prescription for Terminal Care, p2, Aspen Systems Corporation, Maryland.

Malfour M. Mount, John F. Scott (1983), Whither Hospice Evaluation, J. of Chronic Disease Vol..36, No.11 p.733-736.

National Hospice and Palliative Care organization (2015), History of Hospice care, http://www.nhpco.org/historyhospice-care.

National Hospice Organization (1978), Hospice Standards p.2.

Son YJ, You MA, Song EK. (2012), Influence of Type D personality on health-related quality of life among Korean patients with endstage renal disease. International Journal of Nursing Practice 18(3):260-267. http://dx.doi.org/10.1111/j.1440-172X.2012.02030.x.

Song EK, Son YJ. (2008), The analysis of type D personality research as a psychosocial risk factor in cardiovascular disease for elders with a chronic disease. Journal of Korean Academy of Nursing 38(1):19-28.

Viscent W. Franco (1979), Reverence for the Humanity of the Dying : The Hospice Prescription, p.5, Aspen Systems Corporation.

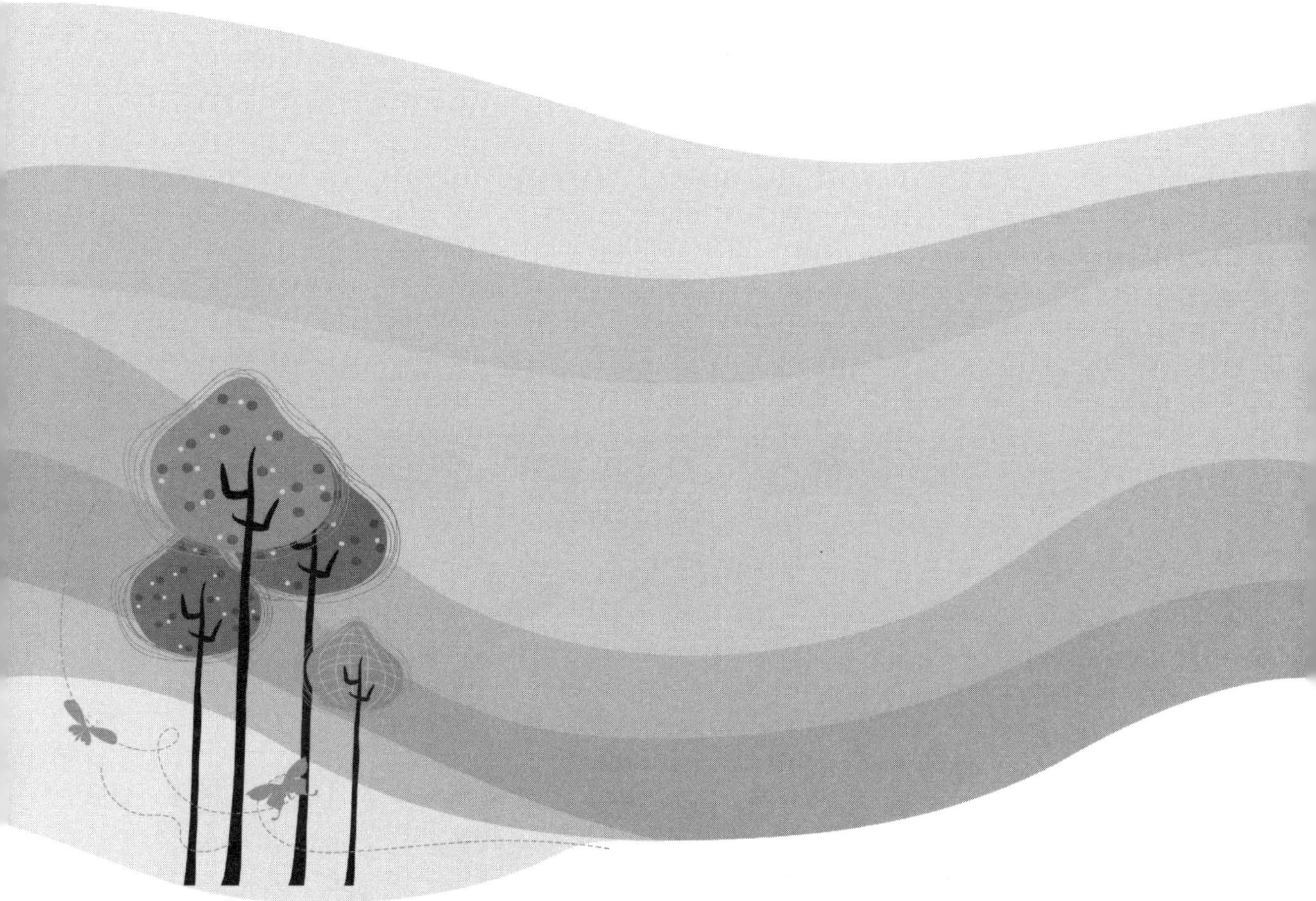

부 록

Hospice & Palliative Care

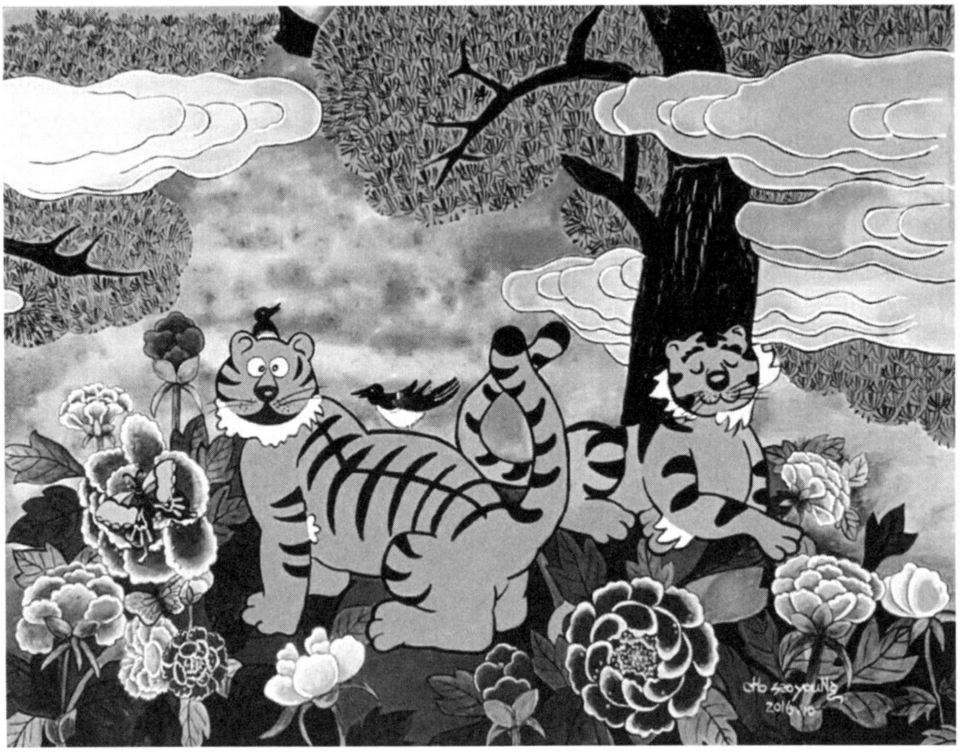
cho seoyoung
2016.10

호스피스ㆍ완화의료 및 임종과정에 있는 환자의 연명의료결정에 관한 법률

(약칭 : 연명의료결정법) [시행 2019.3.28.] [법률 제15912호, 2018.12.11., 일부개정]

제1장 총 칙

제1조(목적) 이 법은 호스피스ㆍ완화의료와 임종과정에 있는 환자의 연명의료와 연명의료중단등결정 및 그 이행에 필요한 사항을 규정함으로써 환자의 최선의 이익을 보장하고 자기결정을 존중하여 인간으로서의 존엄과 가치를 보호하는 것을 목적으로 한다.

제2조(정의) 이 법에서 사용하는 용어의 뜻은 다음과 같다.〈개정 2018.3.27.〉

1. "임종과정"이란 회생의 가능성이 없고, 치료에도 불구하고 회복되지 아니하며, 급속도로 증상이 악화되어 사망에 임박한 상태를 말한다.
2. "임종과정에 있는 환자"란 제16조에 따라 담당의사와 해당 분야의 전문의 1명으로부터 임종과정에 있다는 의학적 판단을 받은 자를 말한다.
3. "말기환자(末期患者)"란 적극적인 치료에도 불구하고 근원적인 회복의 가능성이 없고 점차 증상이 악화되어 보건복지부령으로 정하는 절차와 기준에 따라 담당의사와 해당 분야의 전문의 1명으로부터 수개월 이내에 사망할 것으로 예상되는 진단을 받은 환자를 말한다.
   가. 삭제〈2018.3.27.〉
   나. 삭제〈2018.3.27.〉
   다. 삭제〈2018.3.27.〉
   라. 삭제〈2018.3.27.〉
   마. 삭제〈2018.3.27.〉
4. "연명의료"란 임종과정에 있는 환자에게 하는 심폐소생술, 혈액 투석, 항암제 투여, 인공호흡기 착용 및 그 밖에 대통령령으로 정하는 의학적 시술로서 치

료효과 없이 임종과정의 기간만을 연장하는 것을 말한다.

5. "연명의료중단등결정"이란 임종과정에 있는 환자에 대한 연명의료를 시행하지 아니하거나 중단하기로 하는 결정을 말한다.
6. "호스피스 · 완화의료"(이하 "호스피스"라 한다)란 다음 각 목의 어느 하나에 해당하는 질환으로 말기환자로 진단을 받은 환자 또는 임종과정에 있는 환자(이하 "호스피스대상환자"라 한다)와 그 가족에게 통증과 증상의 완화 등을 포함한 신체적, 심리사회적, 영적 영역에 대한 종합적인 평가와 치료를 목적으로 하는 의료를 말한다.
   가. 암
   나. 후천성면역결핍증
   다. 만성 폐쇄성 호흡기질환
   라. 만성 간경화
   마. 그 밖에 보건복지부령으로 정하는 질환
7. "담당의사"란 「의료법」에 따른 의사로서 말기환자 또는 임종과정에 있는 환자(이하 "말기환자등"이라 한다)를 직접 진료하는 의사를 말한다.
8. "연명의료계획서"란 말기환자등의 의사에 따라 담당의사가 환자에 대한 연명의료중단등결정 및 호스피스에 관한 사항을 계획하여 문서(전자문서를 포함한다)로 작성한 것을 말한다.
9. "사전연명의료의향서"란 19세 이상인 사람이 자신의 연명의료중단등결정 및 호스피스에 관한 의사를 직접 문서(전자문서를 포함한다)로 작성한 것을 말한다.

제3조(기본 원칙) ① 호스피스와 연명의료 및 연명의료중단등결정에 관한 모든 행위는 환자의 인간으로서의 존엄과 가치를 침해하여서는 아니 된다.

② 모든 환자는 최선의 치료를 받으며, 자신이 앓고 있는 상병(傷病)의 상태와 예후 및 향후 본인에게 시행될 의료행위에 대하여 분명히 알고 스스로 결정할 권리가 있다.

③ 「의료법」에 따른 의료인(이하 "의료인"이라 한다)은 환자에게 최선의 치료를 제공하고, 호스피스와 연명의료 및 연명의료중단등결정에 관하여 정확하고 자세

하게 설명하며, 그에 따른 환자의 결정을 존중하여야 한다.

제4조(다른 법률과의 관계) 이 법은 호스피스와 연명의료, 연명의료중단등결정 및 그 이행에 관하여 다른 법률에 우선하여 적용한다.

제5조(국가 및 지방자치단체의 책무) ① 국가와 지방자치단체는 환자의 인간으로서의 존엄과 가치를 보호하는 사회적·문화적 토대를 구축하기 위하여 노력하여야 한다.

② 국가와 지방자치단체는 환자의 최선의 이익을 보장하기 위하여 호스피스 이용의 기반 조성에 필요한 시책을 우선적으로 마련하여야 한다.

제6조(호스피스의 날 지정) ① 삶과 죽음의 의미와 가치를 널리 알리고 범국민적 공감대를 형성하며 호스피스를 적극적으로 이용하고 연명의료에 관한 환자의 의사를 존중하는 사회 분위기를 조성하기 위하여 매년 10월 둘째 주 토요일을 "호스피스의 날"로 한다.

② 국가와 지방자치단체는 호스피스의 날의 취지에 부합하는 행사와 교육·홍보를 실시하도록 노력하여야 한다.

제7조(종합계획의 시행·수립) ① 보건복지부장관은 호스피스와 연명의료 및 연명의료중단등결정의 제도적 확립을 위하여 제8조에 따른 국가호스피스연명의료위원회의 심의를 거쳐 호스피스와 연명의료 및 연명의료중단등결정에 관한 종합계획(이하 "종합계획"이라 한다)을 5년마다 수립·추진하여야 한다.

② 종합계획에는 다음 각 호의 사항이 포함되어야 한다.

1. 호스피스와 연명의료 및 연명의료중단등결정의 제도적 확립을 위한 추진방향 및 기반조성
2. 호스피스와 연명의료 및 연명의료중단등결정 관련 정보제공 및 교육의 시행·지원
3. 제14조에 따른 의료기관윤리위원회의 설치·운영에 필요한 지원
4. 말기환자등과 그 가족의 삶의 질 향상을 위한 교육프로그램 및 지침의 개발·보급
5. 제25조에 따른 호스피스전문기관의 육성 및 전문 인력의 양성
6. 다양한 호스피스 사업의 개발

7. 호스피스와 연명의료 및 연명의료중단등결정에 관한 조사·연구에 관한 사항
8. 그 밖에 호스피스와 연명의료 및 연명의료중단등결정의 제도적 확립을 위하여 필요한 사항

③ 보건복지부장관은 종합계획을 수립할 때 생명윤리 및 안전에 관하여 사회적으로 심각한 영향을 미칠 수 있는 사항에 대하여는 미리 「생명윤리 및 안전에 관한 법률」 제7조에 따른 국가생명윤리심의위원회와 협의하여야 한다.

④ 보건복지부장관은 종합계획에 따라 매년 시행계획을 수립·시행하고 그 추진 실적을 평가하여야 한다.

⑤ 보건복지부장관은 종합계획을 수립하거나 주요 사항을 변경한 경우 지체 없이 국회에 보고하여야 한다.

제8조(국가호스피스연명의료위원회) ① 보건복지부는 종합계획 및 시행계획을 심의하기 위하여 보건복지부장관 소속으로 국가호스피스연명의료위원회(이하 "위원회"라 한다)를 둔다.

② 위원회는 위원장을 포함한 15인 이내의 위원으로 구성한다.

③ 위원장은 보건복지부차관이 된다.

④ 위원은 말기환자 진료, 호스피스 및 임종과정에 관한 학식과 경험이 풍부한 다양한 분야의 전문가들 중에서 보건복지부장관이 임명 또는 위촉한다.

⑤ 그 밖에 위원회의 조직 및 운영에 필요한 사항은 대통령령으로 정한다.

제2장 연명의료중단등결정의 관리체계

제9조(국립연명의료관리기관) ① 보건복지부장관은 연명의료, 연명의료중단등결정 및 그 이행에 관한 사항을 적정하게 관리하기 위하여 국립연명의료관리기관(이하 "관리기관"이라 한다)을 둔다.

② 관리기관의 업무는 다음 각 호와 같다.

1. 제10조에 따라 등록된 연명의료계획서 및 제12조에 따라 등록된 사전연명의료의향서에 대한 데이터베이스의 구축 및 관리

2. 제11조에 따른 사전연명의료의향서 등록기관에 대한 관리 및 지도·감독
3. 제17조제2항에 따른 연명의료계획서 및 사전연명의료의향서 확인 조회 요청에 대한 회답
4. 연명의료, 연명의료중단등결정 및 그 이행의 현황에 대한 조사·연구, 정보수집 및 관련 통계의 산출
5. 그 밖에 연명의료, 연명의료중단등결정 및 그 이행과 관련하여 대통령령으로 정하는 업무

③ 관리기관의 운영 등에 필요한 사항은 대통령령으로 정한다.

제10조(연명의료계획서의 작성·등록 등) ① 담당의사는 말기환자등에게 연명의료중단등결정, 연명의료계획서 및 호스피스에 관한 정보를 제공할 수 있다.

② 말기환자등은 의료기관(「의료법」 제3조에 따른 의료기관 중 의원·한의원·병원·한방병원·요양병원 및 종합병원을 말한다. 이하 같다)에서 담당의사에게 연명의료계획서의 작성을 요청할 수 있다.

③ 제2항에 따른 요청을 받은 담당의사는 해당 환자에게 연명의료계획서를 작성하기 전에 다음 각 호의 사항에 관하여 설명하고, 환자로부터 내용을 이해하였음을 확인받아야 한다. 이 경우 해당 환자가 미성년자인 때에는 환자 및 그 법정대리인에게 설명하고 확인을 받아야 한다.

1. 환자의 질병 상태와 치료방법에 관한 사항
2. 연명의료의 시행방법 및 연명의료중단등결정에 관한 사항
3. 호스피스의 선택 및 이용에 관한 사항
4. 연명의료계획서의 작성·등록·보관 및 통보에 관한 사항
5. 연명의료계획서의 변경·철회 및 그에 따른 조치에 관한 사항
6. 그 밖에 보건복지부령으로 정하는 사항

④ 연명의료계획서는 다음 각 호의 사항을 포함하여야 한다.

1. 환자의 연명의료중단등결정 및 호스피스의 이용에 관한 사항
2. 제3항 각 호의 설명을 이해하였다는 환자의 서명, 기명날인, 녹취, 그 밖에 이에 준하는 대통령령으로 정하는 방법으로의 확인
3. 담당의사의 서명 날인

4. 작성 연월일

5. 그 밖에 보건복지부령으로 정하는 사항

⑤ 환자는 연명의료계획서의 변경 또는 철회를 언제든지 요청할 수 있다. 이 경우 담당의사는 이를 반영한다.

⑥ 의료기관의 장은 작성된 연명의료계획서를 등록·보관하여야 하며, 연명의료계획서가 등록·변경 또는 철회된 경우 그 결과를 관리기관의 장에게 통보하여야 한다.

⑦ 연명의료계획서의 서식 및 연명의료계획서의 작성·등록·통보 등에 필요한 사항은 보건복지부령으로 정한다.

제11조(사전연명의료의향서 등록기관) ① 보건복지부장관은 대통령령으로 정하는 시설·인력 등 요건을 갖춘 다음 각 호의 기관 중에서 사전연명의료의향서 등록기관(이하 "등록기관"이라 한다)을 지정할 수 있다.

1. 「지역보건법」 제2조에 따른 지역보건의료기관

2. 의료기관

3. 사전연명의료의향서에 관한 사업을 수행하는 비영리법인 또는 비영리단체(「비영리민간단체 지원법」 제4조에 따라 등록된 비영리민간단체를 말한다)

4. 「공공기관의 운영에 관한 법률」 제4조에 따른 공공기관

② 등록기관의 업무는 다음 각 호와 같다.

1. 사전연명의료의향서 등록에 관한 업무

2. 사전연명의료의향서에 관한 설명 및 작성 지원

3. 사전연명의료의향서에 관한 상담, 정보제공 및 홍보

4. 관리기관에 대한 사전연명의료의향서의 등록·변경·철회 등의 결과 통보

5. 그 밖에 사전연명의료의향서에 관하여 보건복지부령으로 정하는 업무

③ 등록기관의 장은 제2항에 따른 업무 수행의 결과를 기록·보관하고, 관리기관의 장에게 보고하여야 한다.

④ 국가와 지방자치단체는 등록기관의 운영 및 업무 수행에 필요한 행정적·재정적 지원을 할 수 있다.

⑤ 등록기관의 장은 등록기관의 업무를 폐업 또는 1개월 이상 휴업하거나 운영

을 재개하는 경우 보건복지부장관에게 신고하여야 한다.

⑥ 등록기관의 장은 등록기관의 업무를 폐업 또는 1개월 이상 휴업하는 경우 보건복지부령으로 정하는 바에 따라 관련 기록을 관리기관의 장에게 이관하여야 한다. 다만, 휴업하려는 등록기관의 장이 휴업 예정일 전일까지 관리기관의 장의 허가를 받은 경우에는 관련 기록을 직접 보관할 수 있다.

⑦ 등록기관의 지정 절차, 업무 수행 결과 기록·보관 및 보고, 폐업 등의 신고 절차에 관하여 필요한 사항은 보건복지부령으로 정한다.

제12조(사전연명의료의향서의 작성·등록 등) ① 사전연명의료의향서를 작성하고자 하는 사람(이하 "작성자"라 한다)은 이 조에 따라서 직접 작성하여야 한다.

② 등록기관은 작성자에게 그 작성 전에 다음 각 호의 사항을 충분히 설명하고, 작성자로부터 내용을 이해하였음을 확인받아야 한다.

1. 연명의료의 시행방법 및 연명의료중단등결정에 대한 사항
2. 호스피스의 선택 및 이용에 관한 사항
3. 사전연명의료의향서의 효력 및 효력 상실에 관한 사항
4. 사전연명의료의향서의 작성·등록·보관 및 통보에 관한 사항
5. 사전연명의료의향서의 변경·철회 및 그에 따른 조치에 관한 사항
6. 그 밖에 보건복지부령으로 정하는 사항

③ 사전연명의료의향서는 다음 각 호의 사항을 포함하여야 한다.〈개정 2018.3.27.〉

1. 연명의료중단등결정
2. 호스피스의 이용
3. 작성 연월일
4. 그 밖에 보건복지부령으로 정하는 사항

④ 등록기관의 장은 사전연명의료의향서를 제출받을 때 본인의 작성 여부를 확인한 후 작성된 사전연명의료의향서를 등록·보관하여야 한다.

⑤ 등록기관의 장은 제4항에 따른 등록 결과를 관리기관의 장에게 통보하여야 한다.

⑥ 사전연명의료의향서를 작성한 사람은 언제든지 그 의사를 변경하거나 철회할 수 있다. 이 경우 등록기관의 장은 지체 없이 사전연명의료의향서를 변경하거나

등록을 말소하여야 한다.

⑦ 등록기관의 장은 제6항에 따라 사전연명의료의향서가 변경 또는 철회된 경우 그 결과를 관리기관의 장에게 통보하여야 한다.

⑧ 사전연명의료의향서는 다음 각 호의 어느 하나에 해당하는 경우 그 효력이 없다. 다만, 제4호의 경우에는 그 때부터 효력을 잃는다.

1. 본인이 직접 작성하지 아니한 경우
2. 본인의 자발적 의사에 따라 작성되지 아니한 경우
3. 제2항 각 호의 사항에 관한 설명이 제공되지 아니하거나 작성자의 확인을 받지 아니한 경우
4. 사전연명의료의향서 작성 · 등록 후에 연명의료계획서가 다시 작성된 경우

⑨ 사전연명의료의향서의 서식 및 사전연명의료의향서의 작성 · 등록 · 보관 · 통보 등에 필요한 사항은 보건복지부령으로 정한다.

제13조(등록기관의 지정 취소) ① 보건복지부장관은 등록기관이 다음 각 호의 어느 하나에 해당하는 경우 그 지정을 취소할 수 있다. 다만, 제1호에 해당하는 경우에는 그 지정을 취소하여야 한다.

1. 거짓이나 그 밖의 부정한 방법으로 지정을 받은 경우
2. 제11조제1항에 따른 지정기준에 미달하는 경우
3. 제11조제2항 각 호의 업무를 정당한 사유 없이 이행하지 아니한 경우
4. 정당한 사유 없이 제34조제3항에 따른 명령 · 조사에 응하지 아니한 자

② 제1항에 따라 지정이 취소된 등록기관은 지정이 취소된 날부터 2년 이내에 등록기관으로 지정받을 수 없다.

③ 등록기관의 장은 제1항에 따라 지정이 취소된 경우 대통령령으로 정하는 바에 따라 보관하고 있는 기록을 관리기관의 장에게 이관하여야 한다.

제14조(의료기관윤리위원회의 설치 및 운영 등) ① 연명의료중단등결정 및 그 이행에 관한 업무를 수행하려는 의료기관은 보건복지부령으로 정하는 바에 따라 해당 의료기관에 의료기관윤리위원회(이하 "윤리위원회"라 한다)를 설치하고 이를 보건복지부장관에게 등록하여야 한다.

② 윤리위원회는 다음 각 호의 활동을 수행한다.

1. 연명의료중단등결정 및 그 이행에 관하여 임종과정에 있는 환자와 그 환자가족 또는 의료인이 요청한 사항에 관한 심의
2. 제19조제3항에 따른 담당의사의 교체에 관한 심의
3. 환자와 환자가족에 대한 연명의료중단등결정 관련 상담
4. 해당 의료기관의 의료인에 대한 의료윤리교육
5. 그 밖에 보건복지부령으로 정하는 사항

③ 윤리위원회의 위원은 위원장 1명을 포함하여 5명 이상으로 구성하되, 해당 의료기관에 종사하는 사람으로만 구성할 수 없으며, 의료인이 아닌 사람으로서 종교계 · 법조계 · 윤리학계 · 시민단체 등의 추천을 받은 사람 2명 이상을 포함하여야 한다.

④ 윤리위원회 위원은 해당 의료기관의 장이 위촉하고, 위원장은 위원 중에서 호선한다.

⑤ 제1항에도 불구하고 보건복지부령으로 정하는 바에 따라 다른 의료기관의 윤리위원회 또는 제6항에 따른 공용윤리위원회와 제2항 각 호의 업무의 수행을 위탁하기로 협약을 맺은 의료기관은 윤리위원회를 설치한 것으로 본다.

⑥ 보건복지부장관은 의료기관이 제2항 각 호의 업무의 수행을 위탁할 수 있도록 공용윤리위원회를 지정할 수 있다.

⑦ 그 밖에 윤리위원회 및 공용윤리위원회의 구성 및 운영 등에 필요한 사항은 보건복지부령으로 정한다.

제3장 연명의료중단등결정의 이행

제15조(연명의료중단등결정 이행의 대상) 담당의사는 임종과정에 있는 환자가 다음 각 호의 어느 하나에 해당하는 경우에만 연명의료중단등결정을 이행할 수 있다.

1. 제17조에 따라 연명의료계획서, 사전연명의료의향서 또는 환자가족의 진술을 통하여 환자의 의사로 보는 의사가 연명의료중단등결정을 원하는 것이고, 임종과정에 있는 환자의 의사에도 반하지 아니하는 경우

2. 제18조에 따라 연명의료중단등결정이 있는 것으로 보는 경우

제16조(환자가 임종과정에 있는지 여부에 대한 판단) ① 담당의사는 환자에 대한 연명의료중단등결정을 이행하기 전에 해당 환자가 임종과정에 있는지 여부를 해당 분야의 전문의 1명과 함께 판단하고 그 결과를 보건복지부령으로 정하는 바에 따라 기록(전자문서로 된 기록을 포함한다)하여야 한다. 〈개정 2018.3.27.〉

② 제1항에도 불구하고 제25조에 따른 호스피스전문기관에서 호스피스를 이용하는 말기환자가 임종과정에 있는지 여부에 대한 판단은 담당의사의 판단으로 갈음할 수 있다. 〈신설 2018.3.27.〉

제17조(환자의 의사 확인) ① 연명의료중단등결정을 원하는 환자의 의사는 다음 각 호의 어느 하나의 방법으로 확인한다.

1. 의료기관에서 작성된 연명의료계획서가 있는 경우 이를 환자의 의사로 본다.
2. 담당의사가 사전연명의료의향서의 내용을 환자에게 확인하는 경우 이를 환자의 의사로 본다. 담당의사 및 해당 분야의 전문의 1명이 다음 각 목을 모두 확인한 경우에도 같다.
   가. 환자가 사전연명의료의향서의 내용을 확인하기에 충분한 의사능력이 없다는 의학적 판단
   나. 사전연명의료의향서가 제2조제4호의 범위에서 제12조에 따라 작성되었다는 사실
3. 제1호 또는 제2호에 해당하지 아니하고 19세 이상의 환자가 의사를 표현할 수 없는 의학적 상태인 경우 환자의 연명의료중단등결정에 관한 의사로 보기에 충분한 기간 동안 일관하여 표시된 연명의료중단등에 관한 의사에 대하여 환자가족(19세 이상인 자로서 다음 각 목의 어느 하나에 해당하는 사람을 말한다) 2명 이상의 일치하는 진술(환자가족이 1명인 경우에는 그 1명의 진술을 말한다)이 있으면 담당의사와 해당 분야의 전문의 1명의 확인을 거쳐 이를 환자의 의사로 본다. 다만, 그 진술과 배치되는 내용의 다른 환자가족의 진술 또는 보건복지부령으로 정하는 객관적인 증거가 있는 경우에는 그러하지 아니하다.
   가. 배우자

나. 직계비속

다. 직계존속

라. 가목부터 다목까지에 해당하는 사람이 없는 경우 형제자매

② 담당의사는 제1항제1호 및 제2호에 따른 연명의료계획서 또는 사전연명의료의향서 확인을 위하여 관리기관에 등록 조회를 요청할 수 있다.

③ 제1항제2호나 제3호에 따라 환자의 의사를 확인한 담당의사 및 해당 분야의 전문의는 보건복지부령으로 정하는 바에 따라 확인 결과를 기록(전자문서로 된 기록을 포함한다)하여야 한다.〈개정 2018.3.27.〉

제18조(환자의 의사를 확인할 수 없는 경우의 연명의료중단등결정) ① 제17조에 해당하지 아니하여 환자의 의사를 확인할 수 없고 환자가 의사표현을 할 수 없는 의학적 상태인 경우 다음 각 호의 어느 하나에 해당할 때에는 해당 환자를 위한 연명의료중단등결정이 있는 것으로 본다. 다만, 담당의사 또는 해당 분야 전문의 1명이 환자가 연명의료중단등결정을 원하지 아니하였다는 사실을 확인한 경우는 제외한다.〈개정 2018.12.11.〉

1. 미성년자인 환자의 법정대리인(친권자에 한정한다)이 연명의료중단등결정의 의사표시를 하고 담당의사와 해당 분야 전문의 1명이 확인한 경우
2. 환자가족 중 다음 각 목에 해당하는 사람(19세 이상인 사람에 한정하며, 행방불명자 등 대통령령으로 정하는 사유에 해당하는 사람은 제외한다) 전원의 합의로 연명의료중단등결정의 의사표시를 하고 담당의사와 해당 분야 전문의 1명이 확인한 경우

가. 배우자

나. 1촌 이내의 직계 존속·비속

다. 가목 및 나목에 해당하는 사람이 없는 경우 2촌 이내의 직계 존속·비속

라. 가목부터 다목까지에 해당하는 사람이 없는 경우 형제자매

② 제1항제1호·제2호에 따라 연명의료중단등결정을 확인한 담당의사 및 해당 분야의 전문의는 보건복지부령으로 정하는 바에 따라 확인 결과를 기록(전자문서로 된 기록을 포함한다)하여야 한다.〈개정 2018.3.27.〉

제19조(연명의료중단등결정의 이행 등) ① 담당의사는 제15조 각 호의 어느 하나

에 해당하는 환자에 대하여 즉시 연명의료중단등결정을 이행하여야 한다.

② 연명의료중단등결정 이행 시 통증 완화를 위한 의료행위와 영양분 공급, 물 공급, 산소의 단순 공급은 시행하지 아니하거나 중단되어서는 아니 된다.

③ 담당의사가 연명의료중단등결정의 이행을 거부할 때에는 해당 의료기관의 장은 윤리위원회의 심의를 거쳐 담당의사를 교체하여야 한다. 이 경우 의료기관의 장은 연명의료중단등결정의 이행 거부를 이유로 담당의사에게 해고나 그 밖에 불리한 처우를 하여서는 아니 된다.

④ 담당의사는 연명의료중단등결정을 이행하는 경우 그 과정 및 결과를 기록(전자문서로 된 기록을 포함한다)하여야 한다.〈개정 2018.3.27.〉

⑤ 의료기관의 장은 제1항에 따라 연명의료중단등결정을 이행하는 경우 그 결과를 지체 없이 보건복지부령으로 정하는 바에 따라 관리기관의 장에게 통보하여야 한다.

제20조(기록의 보존) 의료기관의 장은 연명의료중단등결정 및 그 이행에 관한 다음 각 호의 기록을 연명의료중단등결정 이행 후 10년 동안 보존하여야 한다.

1. 제10조에 따라 작성된 연명의료계획서
2. 제16조에 따라 기록된 임종과정에 있는 환자 여부에 대한 담당의사와 해당 분야 전문의 1명의 판단 결과
3. 제17조제1항제1호 및 제2호에 따른 연명의료계획서 또는 사전연명의료의향서에 대한 담당의사 및 해당 분야 전문의의 확인 결과
4. 제17조제1항제3호에 따른 환자가족의 진술에 대한 자료・문서 및 그에 대한 담당의사와 해당 분야 전문의의 확인 결과
5. 제18조제1항제1호・제2호에 따른 의사표시에 대한 자료・문서 및 그에 대한 담당의사와 해당 분야 전문의의 확인 결과
6. 제19조제4항에 따라 기록된 연명의료중단등결정 이행의 결과
7. 그 밖에 연명의료중단등결정 및 그 이행에 관한 중요한 기록으로서 대통령령으로 정하는 사항

제4장 호스피스 · 완화의료

제21조(호스피스사업) ① 보건복지부장관은 호스피스를 위하여 다음 각 호의 사업을 실시하여야 한다.

1. 말기환자등의 적정한 통증관리 등 증상 조절을 위한 지침 개발 및 보급
2. 입원형, 자문형, 가정형 호스피스의 설치 및 운영, 그 밖에 다양한 호스피스 유형의 정책개발 및 보급
3. 호스피스의 발전을 위한 연구 · 개발 사업
4. 제25조에 따른 호스피스전문기관의 육성 및 호스피스 전문 인력의 양성
5. 말기환자등과 그 가족을 위한 호스피스 교육프로그램의 개발 및 보급
6. 호스피스 이용 환자의 경제적 부담능력 등을 고려한 의료비 지원사업
7. 말기환자, 호스피스의 현황과 관리실태에 관한 자료를 지속적이고 체계적으로 수집 · 분석하여 통계를 산출하기 위한 등록 · 관리 · 조사 사업(이하 "등록통계사업"이라 한다)
8. 호스피스에 관한 홍보
9. 그 밖에 보건복지부장관이 필요하다고 인정하는 사업

② 보건복지부장관은 제1항 각 호에 따른 사업을 대통령령으로 정하는 바에 따라 관계 전문기관 및 단체에 위탁할 수 있다.

제22조(자료제공의 협조 등) 보건복지부장관은 제21조제1항제7호에 따른 등록통계사업에 필요한 경우 관계 기관 또는 단체에 자료의 제출이나 의견의 진술 등을 요구할 수 있다. 이 경우 자료의 제출 등을 요구받은 자는 정당한 사유가 없으면 이에 따라야 한다.

제23조(중앙호스피스센터의 지정 등) ① 보건복지부장관은 다음 각 호의 업무를 수행하게 하기 위하여 보건복지부령으로 정하는 기준을 충족하는 「의료법」 제3조제2항제3호마목에 따른 종합병원(이하 "종합병원"이라 한다)을 중앙호스피스센터(이하 "중앙센터"라 한다)로 지정할 수 있다. 이 경우 국공립 의료기관을 우선하여 지정한다. 〈개정 2018.3.27.〉

1. 말기환자의 현황 및 진단 · 치료 · 관리 등에 관한 연구

2. 호스피스사업에 대한 정보 · 통계의 수집 · 분석 및 제공
3. 호스피스사업 계획의 작성
4. 호스피스에 관한 신기술의 개발 및 보급
5. 호스피스대상환자에 대한 호스피스 제공
6. 호스피스사업 결과의 평가 및 활용
7. 그 밖에 말기환자 관리에 필요한 사업으로서 보건복지부령으로 정하는 사업

② 보건복지부장관은 중앙센터가 제1항 각 호의 사업을 하지 아니하거나 잘못 수행한 경우에는 시정을 명할 수 있다.

③ 보건복지부장관은 중앙센터가 다음 각 호의 어느 하나에 해당하는 경우에는 그 지정을 취소할 수 있다.

1. 제1항에 따른 지정 기준에 미달한 경우
2. 제1항 각 호의 사업을 하지 아니하거나 잘못 수행한 경우
3. 제2항에 따른 시정명령을 따르지 아니한 경우

④ 제1항 및 제3항에 따른 중앙센터 지정 및 지정취소의 기준 · 방법 · 절차 및 운영에 관하여 필요한 사항은 보건복지부령으로 정한다.

제24조(권역별호스피스센터의 지정 등) ① 보건복지부장관은 다음 각 호의 업무를 수행하게 하기 위하여 보건복지부령으로 정하는 기준을 충족하는 종합병원을 권역별호스피스센터(이하 "권역별센터"라 한다)로 지정할 수 있다. 이 경우 국공립 의료기관을 우선하여 지정한다.〈개정 2018.3.27.〉

1. 말기환자의 현황 및 진단 · 치료 · 관리 등에 관한 연구
2. 해당 권역의 호스피스사업의 지원
3. 해당 권역의 호스피스전문기관들에 관한 의료 지원 및 평가
4. 호스피스대상환자의 호스피스 제공
5. 해당 권역의 호스피스사업에 관련된 교육 · 훈련 및 지원 업무
6. 해당 권역의 호스피스에 관한 홍보
7. 말기환자 등록통계자료의 수집 · 분석 및 제공
8. 그 밖에 말기환자 관리에 필요한 사업으로서 보건복지부령으로 정하는 사업

② 보건복지부장관은 권역별센터가 제1항 각 호의 사업을 하지 아니하거나 잘못

수행한 경우에는 시정을 명할 수 있다.

③ 보건복지부장관은 권역별센터가 다음 각 호의 어느 하나에 해당하는 경우에는 그 지정을 취소할 수 있다.

1. 제1항에 따른 지정 기준에 미달한 경우
2. 제1항 각 호의 사업을 하지 아니하거나 잘못 수행한 경우
3. 제2항에 따른 시정명령을 따르지 아니한 경우

④ 제1항 및 제3항에 따른 권역별센터 지정 및 지정취소의 기준·방법·절차 및 운영에 관하여 필요한 사항은 보건복지부령으로 정한다.

제25조(호스피스전문기관의 지정 등) ① 보건복지부장관은 호스피스대상환자를 대상으로 호스피스전문기관을 설치·운영하려는 의료기관 중 보건복지부령으로 정하는 시설·인력·장비 등의 기준을 충족하는 의료기관을 입원형, 자문형, 가정형으로 구분하여 호스피스전문기관으로 지정할 수 있다.〈개정 2018.3.27.〉

② 제1항에 따라 지정을 받으려는 의료기관은 보건복지부령으로 정하는 바에 따라 보건복지부장관에게 신청하여야 한다.

③ 보건복지부장관은 제1항에 따라 지정받은 호스피스전문기관(이하 "호스피스전문기관"이라 한다)에 대하여 제29조에 따른 평가결과를 반영하여 호스피스사업에 드는 비용의 전부 또는 일부를 차등 지원할 수 있다.

④ 제1항 및 제2항에서 규정한 사항 외에 호스피스전문기관의 지정에 필요한 사항은 보건복지부령으로 정한다.

[시행일 : 2018.2.4.] 제25조제1항(의료기관 중 요양병원에 관한 사항에 한정한다)

제26조(변경·폐업 등 신고) ① 호스피스전문기관의 장은 보건복지부령으로 정하는 인력·시설·장비 등 중요한 사항을 변경하려는 경우 보건복지부장관에게 그 변경사항을 신고하여야 한다.

② 호스피스전문기관의 장은 호스피스사업을 폐업 또는 휴업하려는 경우 보건복지부장관에게 미리 신고하여야 한다.

③ 제1항 및 제2항에 따른 신고의 절차 등에 필요한 사항은 보건복지부령으로 정한다.

제27조(의료인의 설명의무) ① 호스피스전문기관의 의료인은 호스피스대상환자나

그 가족 등에게 호스피스의 선택과 이용 절차에 관하여 설명하여야 한다.〈개정 2018.3.27.〉

② 호스피스전문기관의 의사 또는 한의사는 호스피스를 시행하기 전에 치료 방침을 호스피스대상환자나 그 가족에게 설명하여야 하며, 호스피스대상환자나 그 가족이 질병의 상태에 대하여 알고자 할 때에는 이를 설명하여야 한다.〈개정 2018.3.27.〉

제28조(호스피스의 신청) ① 호스피스대상환자가 호스피스전문기관에서 호스피스를 이용하려는 경우에는 호스피스 이용동의서(전자문서로 된 동의서를 포함한다)와 의사가 발급하는 호스피스대상환자임을 나타내는 의사소견서(전자문서로 된 소견서를 포함한다)를 첨부하여 호스피스전문기관에 신청하여야 한다.〈개정 2018.3.27.〉

② 호스피스대상환자가 의사결정능력이 없을 때에는 미리 지정한 지정대리인이 신청할 수 있고 지정대리인이 없을 때에는 제17조제1항제3호 각 목의 순서대로 신청할 수 있다.〈개정 2018.3.27.〉

③ 호스피스대상환자는 언제든지 직접 또는 대리인을 통하여 호스피스의 신청을 철회할 수 있다.〈개정 2018.3.27.〉

④ 호스피스의 신청 및 철회 등에 필요한 사항은 보건복지부령으로 정한다.

제29조(호스피스전문기관의 평가) ① 보건복지부장관은 호스피스의 질을 향상시키기 위하여 호스피스전문기관에 대하여 다음 각 호의 사항을 평가할 수 있다.

1. 시설 · 인력 및 장비 등의 질과 수준
2. 호스피스 질 관리 현황
3. 그 밖에 보건복지부령으로 정하는 사항

② 호스피스전문기관의 평가 시기 · 범위 · 방법 · 절차 등에 필요한 사항은 보건복지부령으로 정한다.

③ 보건복지부장관은 제1항에 따른 평가결과를 보건복지부령으로 정하는 바에 따라 공개할 수 있으며, 지원 및 감독에 반영할 수 있다.

④ 보건복지부장관은 제1항에 따른 평가업무를 대통령령으로 정하는 바에 따라 관계 전문기관 또는 단체에 위탁할 수 있다.

제30조(호스피스전문기관의 지정 취소 등) ① 보건복지부장관은 호스피스전문기관이 다음 각 호의 어느 하나에 해당하는 경우 그 지정을 취소하거나, 6개월 이내의 기간을 정하여 호스피스 업무의 정지를 명할 수 있다. 다만, 제1호에 해당하는 경우에는 그 지정을 취소하여야 한다.

1. 거짓이나 그 밖의 부정한 방법으로 지정을 받은 경우
2. 제25조제1항에 따른 지정 기준에 미달한 경우
3. 정당한 사유 없이 제29조에 따른 평가를 거부한 경우

② 제1항에 따른 호스피스전문기관 지정 취소의 기준・방법・절차 및 운영에 필요한 사항은 보건복지부령으로 정한다.

③ 제1항에 따라 지정이 취소된 호스피스전문기관은 지정이 취소된 날부터 2년 이내에는 호스피스전문기관으로 지정받을 수 없다.

제5장 보 칙

제31조(민감정보 및 고유식별정보의 처리) 관리기관, 등록기관, 의료기관, 중앙센터, 권역별센터, 호스피스전문기관, 담당의사 및 해당 분야 전문의는 이 법에서 정한 연명의료의 결정 및 호스피스에 관한 사무를 수행하기 위하여 불가피한 경우 「개인정보 보호법」 제23조에 따른 건강에 관한 정보 및 같은 법 제24조에 따른 고유식별정보가 포함된 자료를 처리할 수 있다. 〈개정 2018.3.27.〉

[제목개정 2018.3.27.]

제32조(정보 유출 금지) 관리기관, 등록기관, 의료기관, 중앙센터, 권역별센터 및 호스피스전문기관에 종사하거나 종사하였던 사람은 연명의료중단등결정 및 그 이행 또는 호스피스 업무상 알게 된 정보를 유출하여서는 아니 된다. 〈개정 2018.3.27.〉

제33조(기록 열람 등) ① 환자가족(이 조에서는 연령을 제한하지 아니한다)은 보건복지부령으로 정하는 바에 따라 관리기관의 장 또는 해당 의료기관의 장에게 환자의 연명의료중단등결정 또는 그 이행에 관한 기록의 열람을 요청할 수 있으

며, 이 경우 요청을 받은 자는 정당한 사유가 없으면 사본을 교부하거나 그 내용을 확인할 수 있도록 하여야 한다.

② 제1항에 따른 기록 열람의 범위와 절차 및 열람 거부 등에 관하여 필요한 사항은 보건복지부령으로 정한다.

제34조(보고 · 조사 등) ① 보건복지부장관 또는 관리기관의 장은 연명의료중단등결정의 이행 또는 호스피스 등과 관련하여 필요하다고 인정하는 경우 등록기관 또는 의료기관의 장 및 그 종사자에게 그 업무에 관하여 필요한 명령을 하거나, 보고 또는 관련 서류의 제출을 명할 수 있다.

② 보건복지부장관 또는 관리기관의 장은 제1항에 따른 관련 서류 등을 관계 공무원에게 조사하게 할 수 있다. 이 경우 조사를 담당하는 관계 공무원은 그 권한을 표시하는 증표를 지니고 이를 내보여야 한다.

③ 등록기관 또는 의료기관의 장 및 그 종사자는 제1항 및 제2항에 따른 명령 · 조사에 정당한 사유가 없으면 응하여야 한다.

제35조(청문) 보건복지부장관은 다음 각 호의 어느 하나에 해당하는 처분을 하고자 하는 경우에는 청문을 하여야 한다.

1. 제13조에 따른 등록기관의 지정 취소
2. 제30조에 따른 호스피스전문기관의 지정 취소

제36조(유사명칭의 사용금지) 이 법에 따른 관리기관, 등록기관, 중앙센터, 권역별센터 또는 호스피스전문기관이 아니면 국립연명의료관리기관, 사전연명의료의향서 등록기관, 중앙호스피스센터, 권역별호스피스센터, 호스피스전문기관 또는 이와 유사한 명칭을 사용하지 못한다.〈개정 2018.3.27.〉

제37조(보험 등의 불이익 금지) 이 법에 따른 연명의료중단등결정 및 그 이행으로 사망한 사람과 보험금수령인 또는 연금수급자를 보험금 또는 연금급여 지급 시 불리하게 대우하여서는 아니 된다.

제38조(연명의료 결정 등 비용의 부담) 제10조에 따른 연명의료계획서 작성, 제16조에 따른 임종과정에 있는 환자인지 여부에 대한 판단 및 제28조에 따른 호스피스의 신청을 위한 의사소견서 발급 및 호스피스의 이용 등에 따른 비용은 「국민건강보험법」에서 정하는 바에 따른다. 다만, 「국민건강보험법」에서 규정하지

아니한 비용은 보건복지부령으로 정하는 바에 따른다.

제6장 벌 칙

제39조(벌칙) 다음 각 호의 어느 하나에 해당하는 자는 3년 이하의 징역 또는 3천만원 이하의 벌금에 처한다.

1. 삭제〈2018.3.27.〉
2. 제20조 각 호에 따른 기록을 허위로 기록한 자
3. 제32조를 위반하여 정보를 유출한 자

제40조(벌칙) ① 다음 각 호의 어느 하나에 해당하는 자는 1년 이하의 징역 또는 1천만원 이하의 벌금에 처한다.〈개정 2018.3.27.〉

1. 제11조제1항을 위반하여 보건복지부장관으로부터 지정받지 아니하고 사전연명의료의향서의 등록에 관한 업무를 한 자
2. 임종과정에 있는 환자에 대하여 제17조에 따른 환자의 의사 또는 제18조에 따른 연명의료중단등결정에 반하여 연명의료를 시행하지 아니하거나 중단한 자

② 제20조 각 호에 따른 기록을 보존하지 아니한 자는 300만원 이하의 벌금에 처한다.

제41조(자격정지의 병과) 이 법을 위반한 자를 유기징역에 처할 경우에는 7년 이하의 자격정지를 병과할 수 있다.

제42조(양벌규정) 법인의 대표자나 법인 또는 개인의 대리인, 사용인, 그 밖의 종업원이 그 법인 또는 개인의 업무에 관하여 제39조 또는 제40조의 어느 하나에 해당하는 위반행위를 하면 그 행위자를 벌하는 외에 그 법인 또는 개인에게도 해당 조문의 벌금형을 과(科)한다. 다만, 법인 또는 개인이 그 위반행위를 방지하기 위하여 해당 업무에 관하여 상당한 주의와 감독을 게을리하지 아니한 경우에는 그러하지 아니하다.

제43조(과태료) ① 다음 각 호의 어느 하나에 해당하는 자에게는 500만원 이하의 과태료를 부과한다.

1. 제14조제1항을 위반하여 윤리위원회를 설치하지 아니한 자
2. 제19조제5항을 위반하여 연명의료중단등결정의 이행 결과를 관리기관의 장에게 알리지 아니한 자

② 다음 각 호의 어느 하나에 해당하는 자에게는 300만원 이하의 과태료를 부과한다.

1. 제11조제3항을 위반하여 업무 수행 결과를 기록·보관 또는 보고하지 아니한 자
2. 제34조제3항에 따른 명령에 정당한 사유 없이 응하지 아니한 자

③ 다음 각 호의 어느 하나에 해당하는 자에게는 200만원 이하의 과태료를 부과한다.〈개정 2018.3.27.〉

1. 제11조제5항 및 제26조를 위반하여 폐업 또는 휴업 등의 변경 사항을 신고하지 아니한 자
2. 제11조제6항 및 제13조제3항에 따른 기록이관 의무를 하지 아니한 자
3. 제36조를 위반하여 국립연명의료관리기관, 사전연명의료의향서 등록기관, 중앙호스피스센터, 권역별호스피스센터, 호스피스전문기관 또는 이와 유사한 명칭을 사용한 자

④ 제1항부터 제3항까지의 규정에 따른 과태료는 대통령령으로 정하는 바에 따라 보건복지부장관이 부과·징수한다.

부 칙 〈법률 제15912호, 2018.12.11.〉

이 법은 2019년 3월 28일부터 시행한다.

1

An Introduction to **Hospice** in UK, South Korea and Malaysia

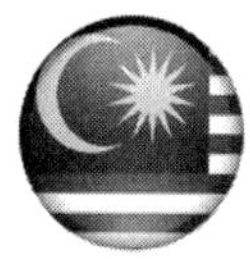

An Introduction to Hospice 웰이본

Introduction to Hospice

Hospice agency makes the coordination of services simple for the patient and family by providing for **all** of the patient's needs in the last months (**6 months**) of life.

It focuses on caring, not curing. It aims to increase the quality of life among terminal cancer patients, assist their families in assessing physical, psychosocial, and spiritual domains, and evaluate treatment options for pain management and symptom relief

Hospice care will not prevent death but to improve the quality of life for those near death. What can be done may not prolong life, but there is always a valid treatment to bring comfort and dignity.

An Introduction to Hospice 2 웰이본

History of Hospice Care

The word "hospice" comes from the Latin "hospes" meaning to host a guest or a stranger.

The name hospice was first applied to the care of dying patients by **Mme Jeanne Garnier** who founded the Dames de Calaire in Lyon, France, in **1842**. The name was next introduced by the Irish Sisters of Charity when they opened Our Lady's Hospice in Dublin in 1879 and St Joseph's Hospice in Hackney, London (1905).

Hospice did not become more widely known until **Dame Cicely Saunders** founded St. Christopher's House near London during year **1967**, which became the first modern hospice. St. Christopher's organized a team approach to professional care giving, and was the first program to use modern pain management techniques to compassionately care for the dying.

An Introduction to Hospice 3 웰이본

Country - Background

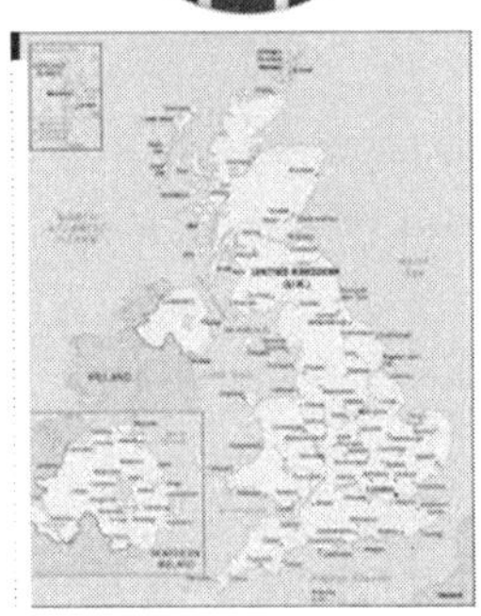

Population: 65,111,143
Total Area: 243 610 km²
Citizen Life Expectancy: 80.1 years

17.3	66.2	16.5

- percentage of population under 15
- percentage of population between 15 and 64 years old
- percentage of population 65+

Total Hospice Service Provider: **~700 ±**
Hospice in UK: started in year **1965**

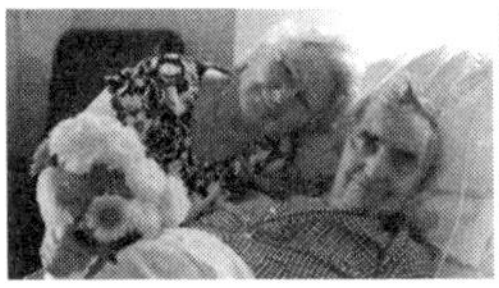

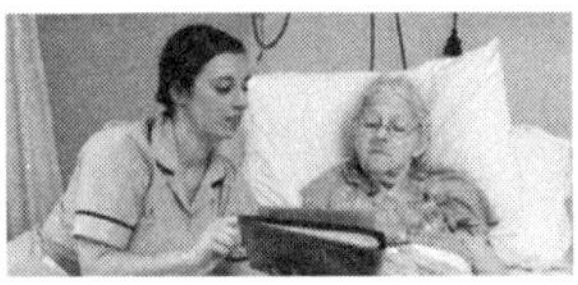

An Introduction to Hospice 4 웰이본

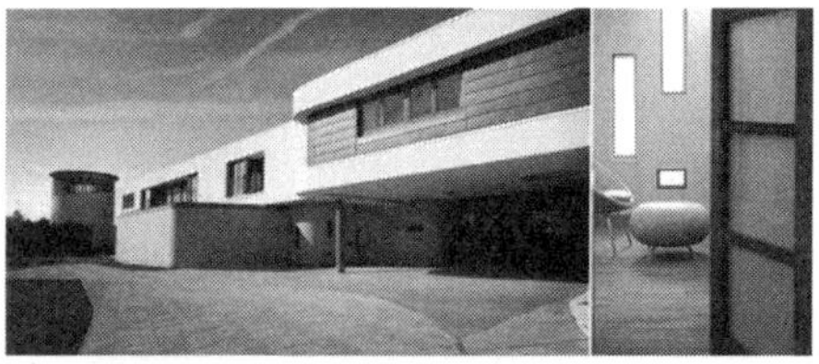

St Giles Hospice Centre UK, Whittington, Shropshire

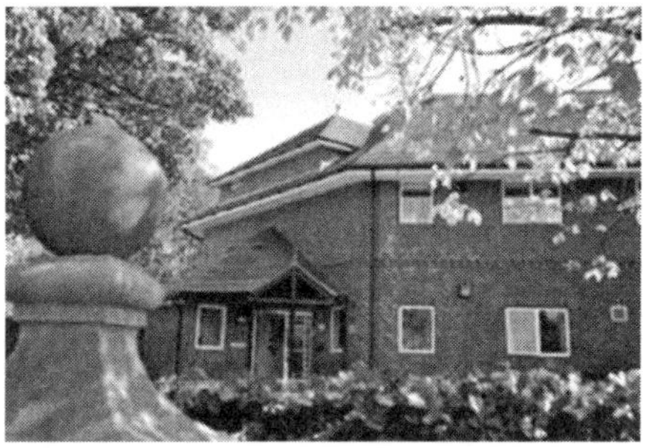

Forest Holme Hospice UK, Dorset

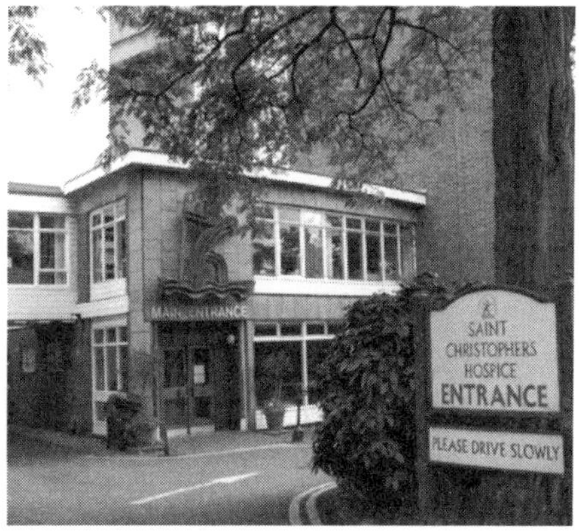

St Christopher's Hospice UK, London

An Introduction to Hospice 5 원이본

Services Provided

1. pain and symptom control
2. psychological and social support
3. rehabilitation
4. counselling
5. spiritual care
6. practical and financial advice
7. support in bereavement
8. complementary therapies, such as massage and aromatherapy

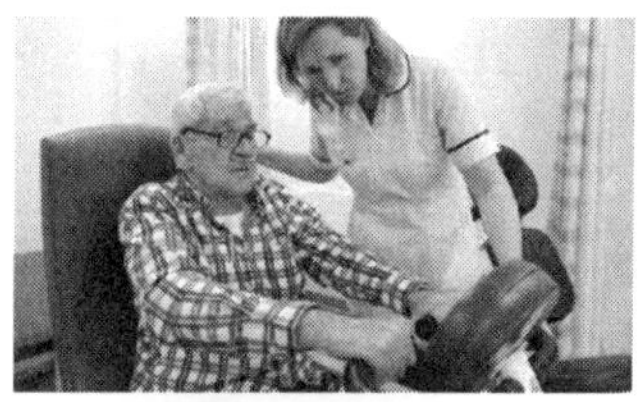

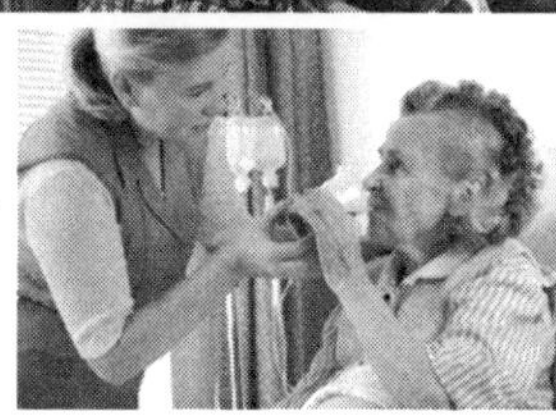

Location: Hospice Buildings, Hospital, People's own homes, care home

Fees:
Free (funded by NHS Trusts and Primary Care Trusts)

Challenges

- Increasing Population- Estimates that between 92,000 and 142,500 people each year have an unmet need for palliative care
- Funding
- Insufficient Staff

An Introduction to Hospice 6 원이본

Hospice Care in Korea

In Korea, hospice has evolved and developed slowly since it was first introduced by the *Sisters of Little Charity of Mary* from **Australia** in **1963**. In subsequent decades, hospices have been established by devoted nurses, priests, sisters of the Catholic Church, ministers of the Protestant Church, and individual physicians. However, most hospice were founded after **1980**. Hospice is now accepted broadly among Korean people and has infiltrated their daily.

Christian and Catholic hospitals were the first to establish hospice services in Korea, following with the appearance of hospice wards and hospital.

March 2016 was the month Korea introduces home hospice service. Patients can get the home hospice services by paying 5,000 won ($4.14) for a visit by nurse and 13,000 won for a visit by a doctor, nurse and social worker altogether.

An Introduction to Hospice 7

Country - Background

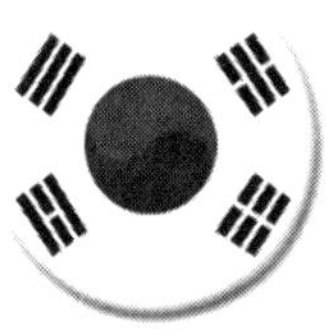

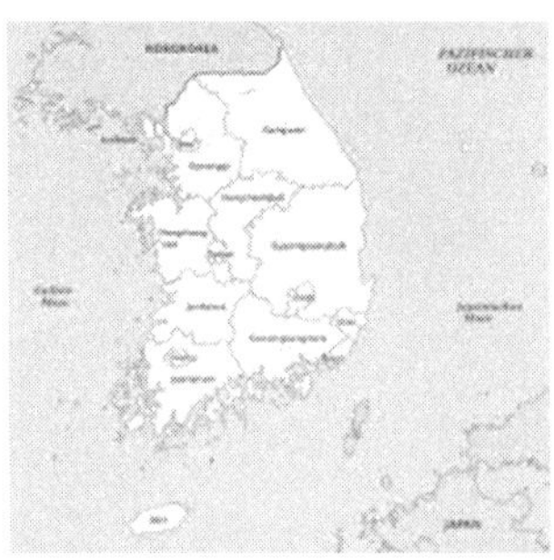

Population: 50,503,933
Total Area: 97 235 km²
Citizen Life Expectancy: 79.1 years

15.7	72.9	11.4

- percentage of population under 15
- percentage of population between 15 and 64 years old
- percentage of population 65+

Total Hospice Service Provider: **~64 ±**
Hospice in Korea: started in year **1980**

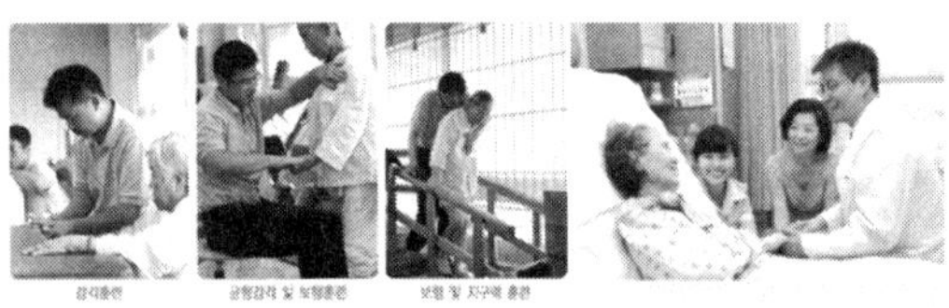

An Introduction to Hospice 8

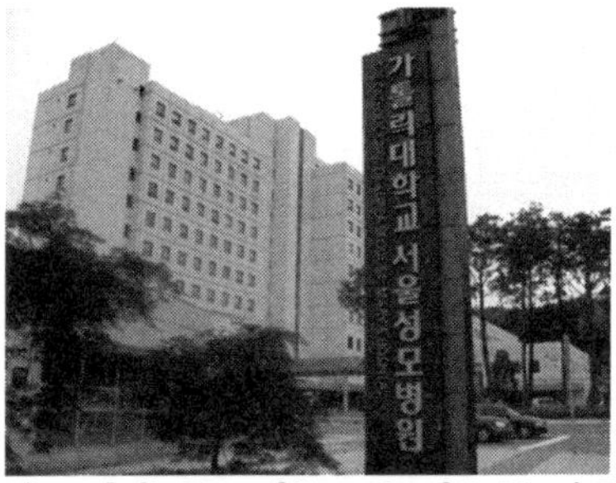

The catholic Univ. of Korea Seoul St. Mary's Hospital

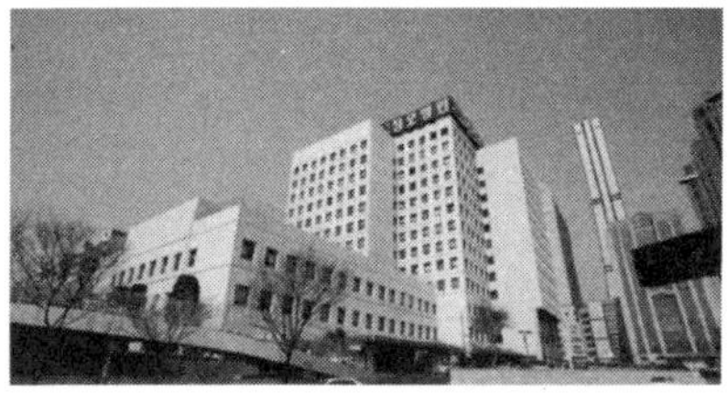

The Catholic university of Korea Yeouido St. Mary's Hospital

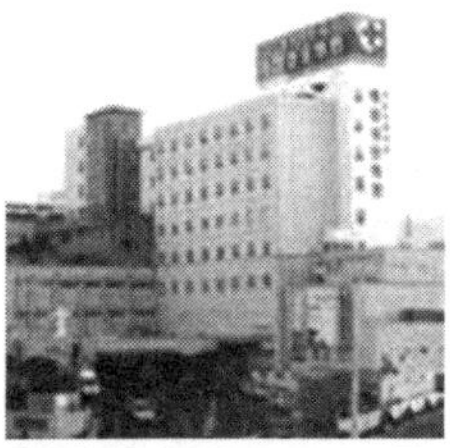

The Catholic University, Daejeon St.Mary's Hospital, South Korea

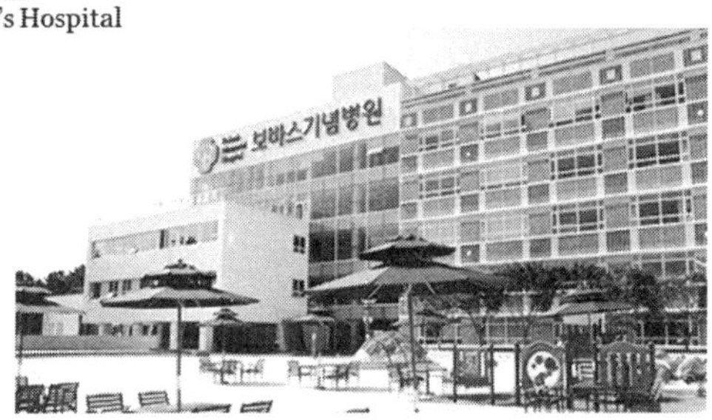

Bobath memorial Hospital Palliative Care and Hospice Center, South Korea

Services Provided

1. pain and symptom control
2. Bereavement Management
3. psychological and social support
4. rehabilitation
5. counselling
6. spiritual care
7. support in bereavement.

Location: Mainly in Hospital Setting, people's own home, clinic

Fees:
Free, funded by Government (July 2015) – currently expending to cover hospice home care service

Challenges

- Increasing Demands
- Funding
- Social Consensus

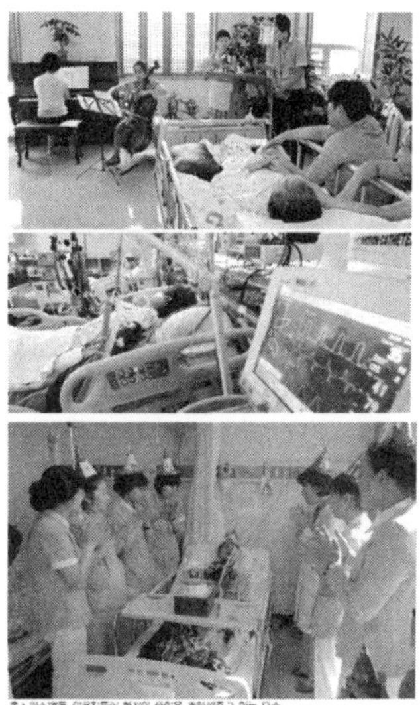

Country - Background

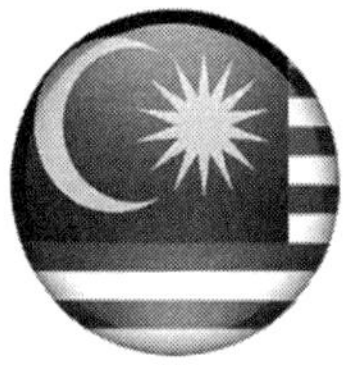

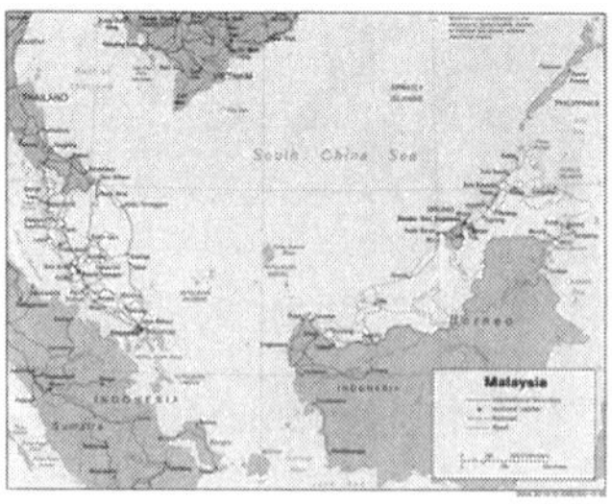

Population: 30,751,602
Total Area: 328 543 km²
Citizen Life Expectancy: 73.8 years

29.6	65.4	5

- percentage of population under 15
- percentage of population between 15 and 64 years old
- percentage of population 65+

Total Hospice Service Provider: ~ **25** ±
Hospice in Malaysia: started in year **1991**

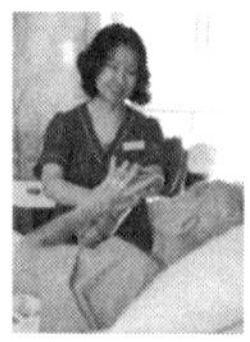

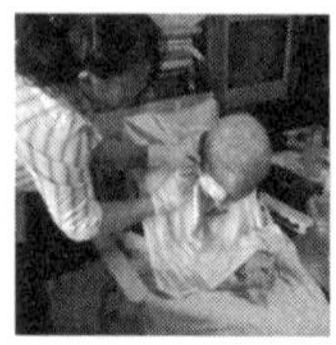

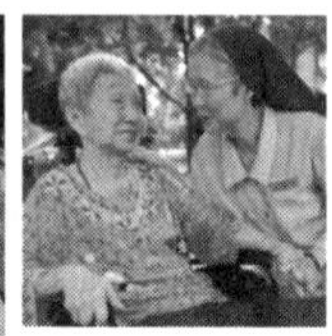

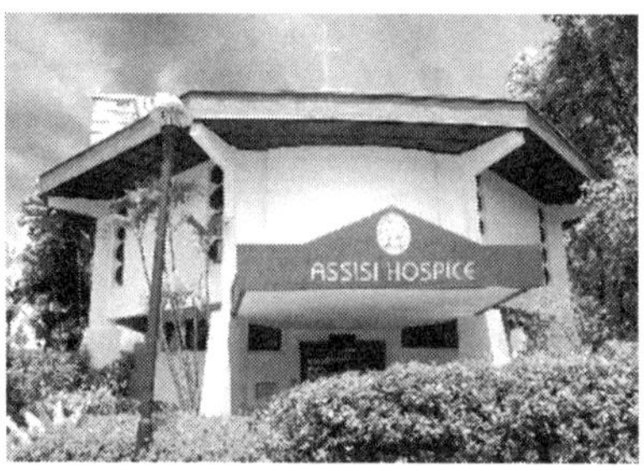

Assisi Palliative Care Berhad Malaysia, Selangor, Petaling Jaya

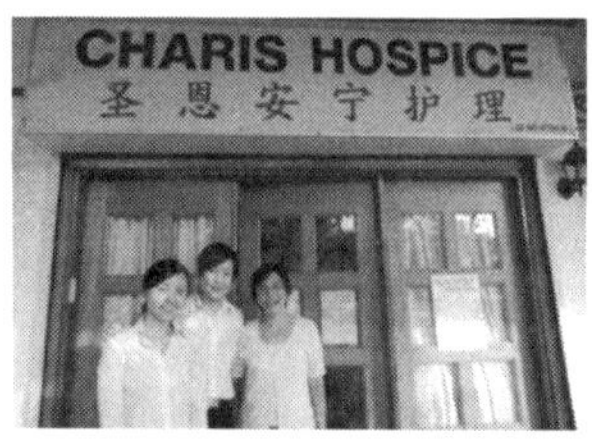

Charis Hospice Malaysia, Penang

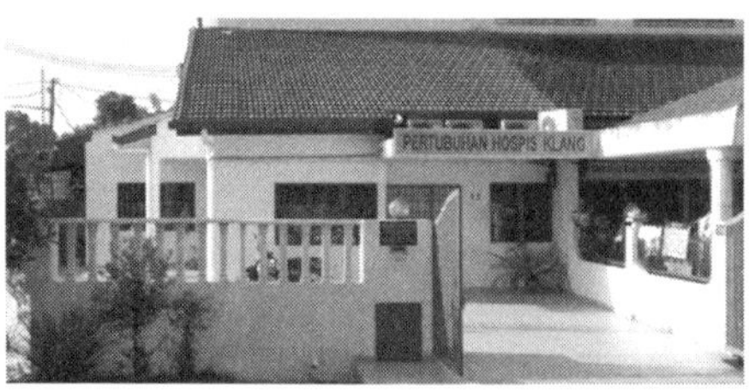

Hospice Klang Malaysia, Selangor

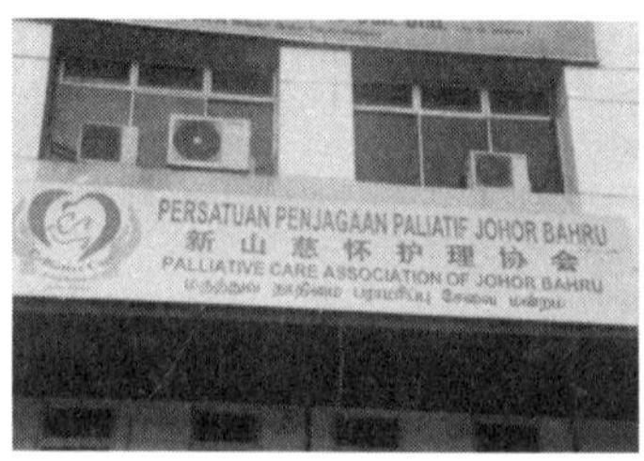

Palliative Care Association Johor Bahru Malaysia, Johor

Services Provided
1. pain and symptom control
2. psychological and social support
3. rehabilitation
4. counselling
5. practical and financial advice
6. support in bereavement.
7. Administer medication/ recommend medical equipment (if necessary)

Location: Hospital, People's own homes, Nursing homes

Fees:
Free (funded by donations and contributions of the generous public and corporate sector)

Challenges
- Funding
- Insufficient Staff
- Social Consensus
- Awareness

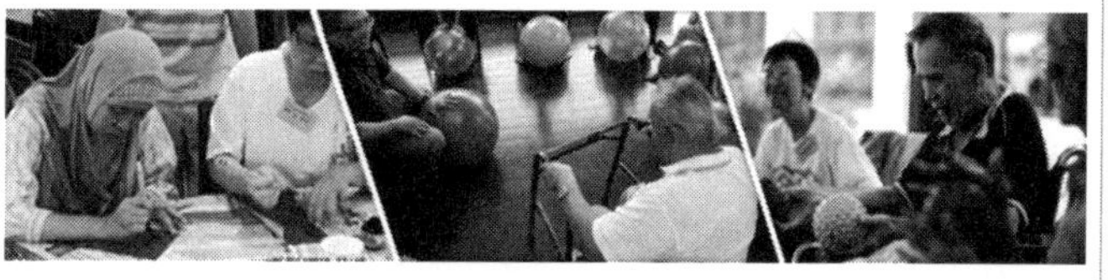

Summary
1. According to the table, the percentage of residence (above the age of 65) in each countries are:
   - UK: 10,743,339
   - South Korea: 5,757,448
   - Malaysia: 1,537,580

2. The total number of population (above the age of 65) to total number of Hospice centre ratio
   - UK: 15,348 : 1
   - South Korea: 89,960 : 1
   - Malaysia: 61,503 : 1

3. Main challenges faces by each countries:
   - UK: Increasing Demands
   - South Korea: Social Consensus
   - Malaysia: Awareness

4. People misperceive hospice as a place for those facing imminent death. This misperception leads to late referral, short length of stay, low usage rate for hospice, and fear of receiving hospice service.

Conclusion

Hospice Healthcare System gradually develops in every country despite difference in speed. Although there are many challenges laid upon them, they've worked hard to provide many citizens with a good death in their late years.

In the near future, it is estimated that more and more people will benefit from this healthcare system.

Definition of Good death

- To know when death is coming and to understand what can be expected
- To be able to retain control of what happens
- To be afforded dignity and privacy
- To have control over pain relief and other symptoms
- To have choice and control over where death occurs (i.e. a home or elsewhere)
- To have access to any spiritual and emotional support required
- To have access to hospice care in any location, not only in hospital
- To have control over who is present and who shares the end
- To be able to issue advance directives which ensure wishes are respected
- To have time to say goodbye and control over other aspects of timing
- To be able to leave when it is time to go and not have life prolonged pointlessly

An Introduction to Hospice 15 웰이본

Reference

16

- http://www.moneycrashers.com/hospice-care-definition-services/
- https://en.wikipedia.org/wiki/Geriatric_care_management
- http://www.helpguide.org/articles/caregiving/hospice-and-palliative-care.htm
- http://www.nahf.org.uk/hospice-directory.html
- http://countrymeters.info/en/United_Kingdom_(UK)
- http://www.worldometers.info/world-population/population-by-country/
- http://hospicecare.com/global-directory-of-providers-organizations/search/?name=&email=&city=&idregion=6&idcountry=11&state=
- http://www.moh.gov.my/images/gallery/Report/Country_health.pdf
- https://www.mariecurie.org.uk/globalassets/media/documents/commissioning-our-services/publications/understanding-cost-end-life-care-different-settingspdf
- http://www.nuffieldtrust.org.uk/sites/files/nuffield/publication/end_of_life_care.pdf
- file:///C:/Users/Redbean/Downloads/Health_2015061210382262.pdf
- http://aphn.org/ministry-of-health-welfare-department-of-south-korea-announced-public-health-medical-coverage-for-terminal-cancer-patients/
- http://www.oita-nhs.ac.jp/journal/PDF/11_2/11_2_4.pdf
- https://www.hospismalaysia.org/media/files/Hospices%20%26%20Palliative%20Care%20Providers%20_Malaysia_2016.pdf
- https://www.hospismalaysia.org/index.php
- http://www.bgs.org.uk/index.php/topresources/publicationfind/goodpractice/368-palliativecare

An Introduction to Hospice 웰이본

찾아보기

(ㄱ)

가려움 75
고통 111
공감 29
공리주의 124
구약성서 14
구토 86
급변 25
급성 통증 108

(ㄴ)

나-전달법 200
노(老) 13
뇌사 12, 177
뇌사자 179
뇌사자 장기기증 178
뇌사판정 177

(ㄷ)

다까체 200
다학제팀 관리 44
대리인 133
독립형 호스피스 63

(ㄹ)

린드만 17

(ㅁ)

마약성 진통제 113
만성 통증 109
메디케어 호스피스 69
무해성 125
문상(問喪) 100

(ㅂ)

박탈이론 16
반우제(返虞) 101
반함(飯含) 98
발상(發喪) 97
발인(發靷) 100
발작 79
발한 80
백(魄) 12
버킷리스트 155
변비 80
병원 내 독립형 호스피스 65
병원 내 병동형 호스피스 64
병원 내 산재형 호스피스 64
병원윤리위원회 132
보라매병원 사건 145
보조 진통제 115
볼비 17
봉분(封墳) 101
부고(訃告) 98

부정의 단계 201
부종 81
분노의 단계 201
비마약성 진통제 113
비언어적 평가 척도 112
비자발적 안락사 149

(ㅅ)
사(死) 13
사망 전 48시간 26
사별 102
사별가족 돌봄 56
사전의료의향서 129
사전의료의향서법 131
사회적 돌봄 56
사회적 죽음 11
사후기증 180
삶 11
삶의 질 20
삶의 회고 36
생의윤리(生医倫理) 123
생의윤리학 127
생전유언 43, 156
생전유언법 131
생체기증 180
선행 126
설사 81
섬망 28
성복(成服) 99
성실 127
세례 요한 15
세브란스병원 사건 146
소극적 안락사 148
소양 75
소진 190
수시(收屍) 97
수용의 단계 202
스트레스 185
스트레스 증상 188
시각적 상사 척도 111
시반 39
식물인간 12, 179
식욕부진 84
신약성서 14
신의 127
신체적 죽음 11
심리적 돌봄 56
심리적 죽음 11
심부 통증 109
심장사 12
심폐사 11
심폐소생술금지 43, 172

(ㅇ)
아담 14
알로스테시스 186
언어적 평가 척도 112
연명의료 128
연명의료결정 128
연명의료계획서 129
연하곤란 85
열 86
염습(殮襲) 98
영 90

영결식(永訣) 101
영성 37
영적 고통 93
영적 돌봄 56, 93
영적 요구 91
오심 86
요조체 200
욕창 87
우울의 단계 202
운구(運柩) 101
웰 다잉 154
의무주의 124
의사소통 197
의사조력자살 151
이브 14
임종 96
임종 돌봄 56
임종(臨終) 97
임종의례 51
입관(入棺) 98

(ㅈ)

자발적 안락사 148
자비의 수녀회 61
자연사법 131
자율성 125
잔여생명 25
적극적 안락사 148
점수식 평가 척도 111
정의 126
정직 126
존엄사 145
존엄사법 131
죽음 11
죽음의 3징후 12
지석(誌石) 101
지속적 대리인 131
진정제 116
진정제 투여 28

(ㅊ)

천명 28
초우(初虞) 101

(ㅋ)

카데터 49
카이저스베르트 61
쿠션어 200
퀴블러 로스 17

(ㅌ)

타협의 단계 202
탈수 83
통증 88, 107
티모스 192

(ㅍ)

파케 17
평토(平土) 101
포지셔닝 30
표재성 통증 109
피부건조 89

(ㅎ)
하관(下棺) 101
호스피탈리스 55
호스피티움 55
호흡곤란 27, 89
혼(魂) 12
환자자기결정법 134
회복 불가능한 사망단계 147

(A)
Advance Directives Act 131
autonomy 125
A형 성격 189

(B)
beneficence 126
Biomedical Ethics 127
Burn out 190

(C)
confidentiality 127

(D)
Death with Dignity Act 131
DNR 172
Do Not Resuscitate 172
DPA 131
Durable Power of Attorney for health care 131

(F)
fidelity 127

(I)
I-Message 200

(J)
justice 126

(L)
living will act 131

(M)
maleficence 125

(N)
Natural Death Act 131

(P)
positioning 30

(S)
Spirit 90

(T)
thymos 192
type A personality 189

(V)
veracity 126

(Y)
You-Message 200

저자 : 조 현

[경 력]

- 인제대학교 보건행정학과 교수
- 서울대학교 보건대학원에서
  「우리나라 호스피스 프로그램의 개발에 관한 연구」로 박사학위 취득
- Georgetown University (USA, 박사후 과정)
  「Telemedicine for Hospice」로 우수연구상 수상
- Dow House Hospice 와 Flinders University (Australia, Visiting Scholar)
- 아시아・태평양 호스피스・완화의료학회(APHA) 간행위원장
- 한국호스피스・완화의료학회 이사
- 경남호스피스센터장
- 김해시호스피스센터장
- 한국호스피스・완화의료협회 회장
- 인제호스피스・완화의료 연구소장
- 백인제기념도서관 관장

[Hospice 논문]

- 호스피스의 비용효과에 관한 고찰 (1993)
- 호스피스 프로그램의 이론 및 각국의 현황에 관한 고찰 (1993)
- 호스피스의 수가산정 방안에 관한 연구 (1994)
- 우리나라 호스피스모델 개발에 관한 연구 (1994)
- 가상 호스피스센터의 개념설계 (2000)
- 호스피스 의료정보시스템 구축에 관한 연구 (2000)
- 호스피스 자원봉사자의 호스피스 케어 요구도 분석 (2002)
- 김해지역 호스피스 보건복지연계모형 개발에 관한 연구 (2002)
- Analytical Study on Medical Expenses of Hospice Service
  for Terminal Patients (2003)
- 보건소 재가암환자 관리사업의 효율적 관리방안 개발 (2007)
- 보건소 재가암환자 관리사업에 대한 환자의 요구도 및 제공정도 (2007)
- 호스피스 자원봉사자를 위한 웹기반 학습프로그램 개발 및 효과분석 (2008)
- 암환자의 효율적인 관리를 위한 U-Hospice 개발 (2009)

- 부산 경남 지역 간호 대학생과 간호사의 영적 요구도 비교 (2012)
- 연명의료결정법안에 관한 문제점 및 개선방안 (2014)
- 호주의 사전의료의향서를 위한 국가적 체계 (2016)
- 요양병원 직종별 호스피스 · 완화의료 서비스 활동 분석 (2016)
- 요양병원 호스피스 · 완화의료 서비스 현황 및 종사자들의 인식 조사 (2017)
- 일개요양병원 호스피스 · 완화의료의 서비스 직종별 행위분석 : 후향적 의무기록 중심으로 (2017)
- Hospice and Palliative Care Attitude toward Nurse and Nursing Student : Systematic Review (2019)

[Hospice 저서]

- 임종을 맞이하는 마지막 1주일 (2003)
- 삶의 마지막 순간까지 (2006)
- 의미있는 삶을 위한 죽음학 (2018)

표지 및 본문 그림 : **조서영**

[경 력]

- 2019 / 대한민국 미술대전 심사위원
- 2019 / 통일명인미술대전 심사위원
- 2019 / 대한민국 공예·회화예술대전 심사위원장·초대작가
- 2019 / 한양문예예술공예대전 심사위원(2016-2019)·초대작가
- 2018 / 대한민국 공예예술대전 심사위원장
- 2018 / 평창동계올림픽 세계미술축전 운영위원
- 2017-2018 / 인천광역시 미술전람회 심사위원
- 2016-2017 / 현대미술대전 심사위원·운영위원
- 2018-2019 / 강원도 한얼박물관 자문위원

[수 상]

- 2019 / 국제문화예술 교류전 최우수작가상
- 2019 / 한국선면전 한국미술협회 이사장상
- 2019 / 대한민국 평화미술대축전 최우수 지도자상
- 2018 / 통일미술대축전 우수작가상
- 2018 / 한얼문예박물관 특별전 우수작가상
- 2018 / 일본 국제서도협회 이사장 감사장
- 2018 / 평창동계올림픽 성공기원 세계미술축전 우수지도자상
- 2017 / 국토해양환경 미술대전 문화체육관광부장관상
- 2017 / 한국문화예술협회 베트남 깃발전 서울시의회 의장상
- 2017 / 현대여성미술대전 도자기부문 우수상
- 2017 / 한민족 문화예술대전 서양화부문 대상
- 2017 / 국제아트쇼 대회장상
- 2017 / 몽골 문화체육관광부장관 감사장
- 2016 / 대한민국 문예예술공예대전 은상 (국회의원상)
- 2016 / 국토해양환경미술대전 환경부장관상
- 2016 / 한국미술관주최 난중지추전 한국예술 문화상
- 2015 / 코파미술대전 입선
- 2015 / 대한민국 문예예술공예대전 민화부문 특별상 (부산일보 사장상)

- 2015 / 한양문화예술공예대전 서양화부문 대상
- 2015 / 한국예술문화단체 총연합회장상
- 2015 / 한양문화예술공예대전 장려상
- 2015 / 강원도정선아리랑 서화대전 서양화부문 우수상
- 2015 / 대한민국 현대미술대전 특선
- 2015 / 국토해양환경미술대전 몽골대사상

호스피스 · 완화의료 값 19,000원

2017년 1월 20일 제1판1쇄 발행
2019년 9월 30일 제1판3쇄 발행

저 자 : 조 현
발 행 인 : 주 영 일
발 행 처 : **계 축 문 화 사**

서울특별시 종로구 통일로12길 16-17
우편번호 03029
TEL : 735-2257 · 738-9746
FAX : 723-9025
E-mail : gyechuk@hanmail.net
홈페이지 : http://gyechuk.co.kr
1973. 10. 31 등록번호 제300-1973-8호
ISBN 978-89-5629-443-8 93510